SVEN-DAVID MÜLLER · CHRISTIANE WEISSENBERGER

Ernährungsratgeber Bluthochdruck

Genießen erlaubt

2., vollständig überarbeitete Auflage

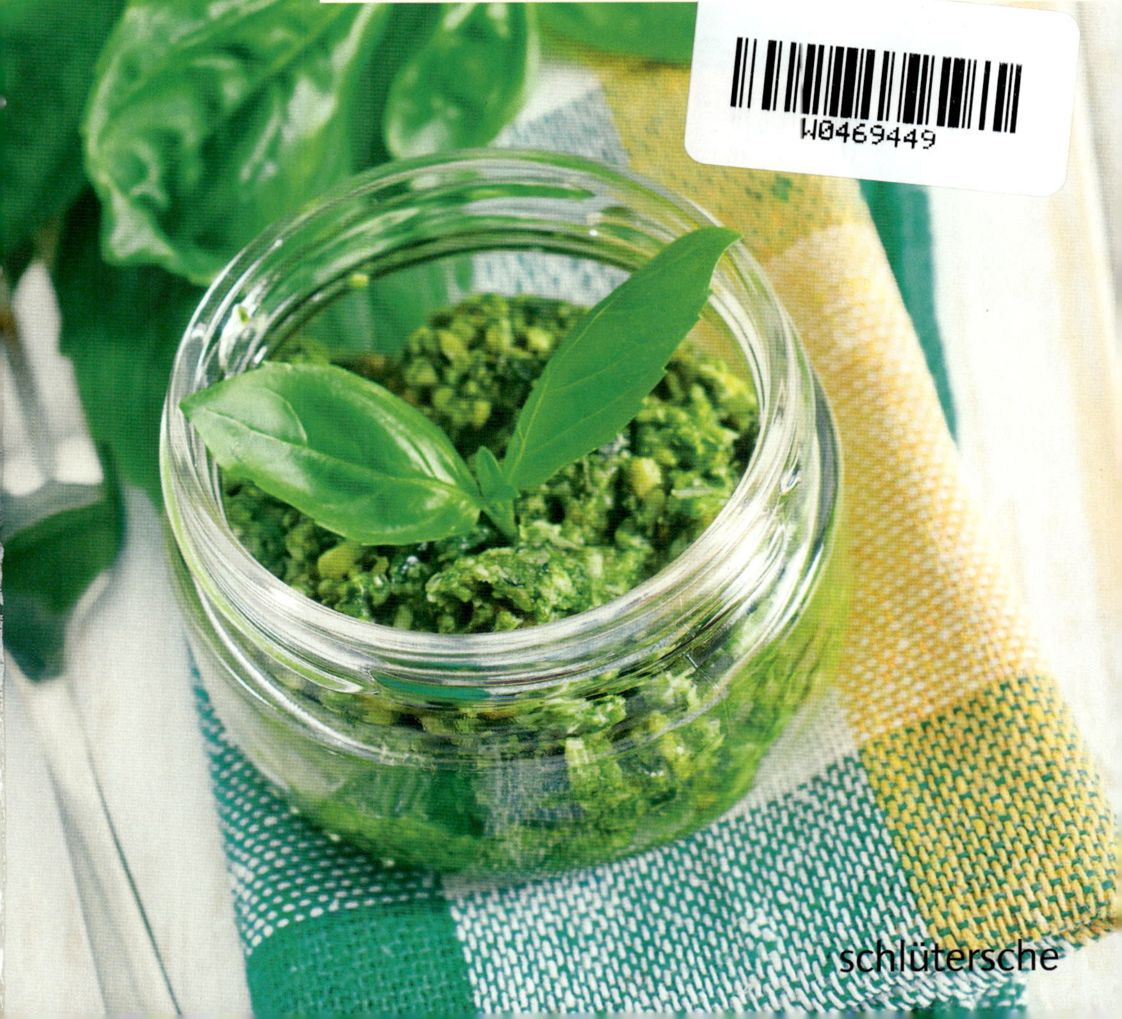

schlütersche

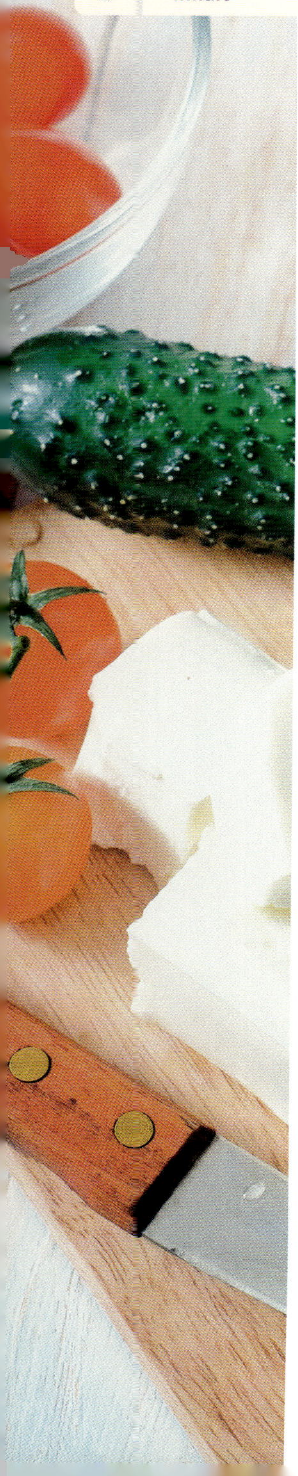

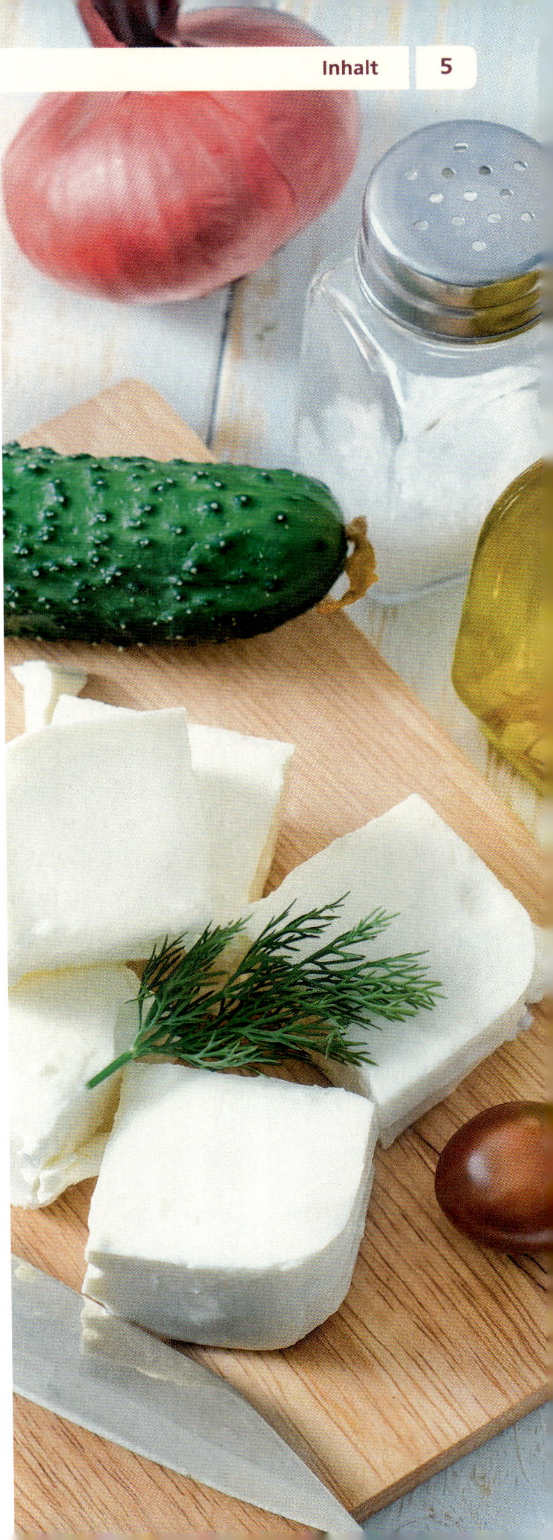

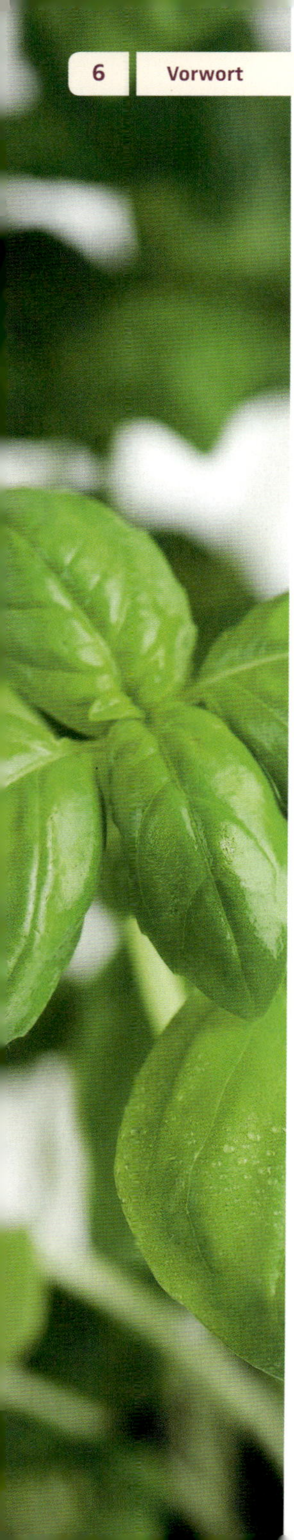

VORWORT

Liebe Leserin, lieber Leser,

Bluthochdruck ist die häufigste chronische Erkrankung in den westlichen Industrieländern: Man kann davon ausgehen, dass die Hälfte der erwachsenen Bevölkerung davon betroffen ist. Die Statistiken zeigen die harten Fakten auf: Herz- und Kreislauferkrankungen führen die Todesfallstatistik der westlichen Industrieländer unangefochten an – sie machen fast die Hälfte aller Todesfälle aus. Alleine Schlaganfälle sind die fünfthäufigste Todesursache in Deutschland und bedingen eine nicht unerhebliche Anzahl an chronisch pflegebedürftigen Patienten. Als Hauptursache für den Schlaganfall gilt der hohe Blutdruck.

Es gibt aber auch eine gute Nachricht: Jeder Einzelne kann sehr viel gegen Bluthochdruck tun; durch wissenschaftliche Untersuchungen ist belegt, dass es kaum eine Erkrankung gibt, bei der man mit einer Änderung der Lebensgewohnheiten so viel erreichen kann.

Einen zentralen Stellenwert nimmt dabei der Abbau von Übergewicht ein. Daneben trägt die Reduktion des Kochsalzkonsums maßgeblich dazu bei, den Blutdruck wieder zu senken. Mit einer gesunden Ernährung werden Sie an Ihrem Körper bald folgende Veränderungen feststellen: Eine Verminderung des Blut-

„Sie können selbst sehr viel gegen Bluthochdruck tun!"

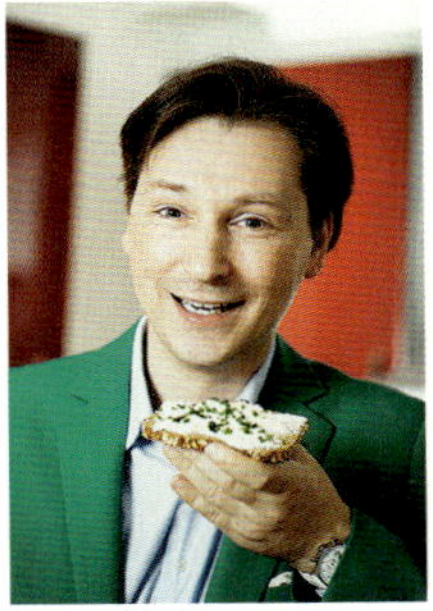

Sven-David Müller, M.Sc.
Staatlich anerkannter Diätassistent, Diabetesberater DDG

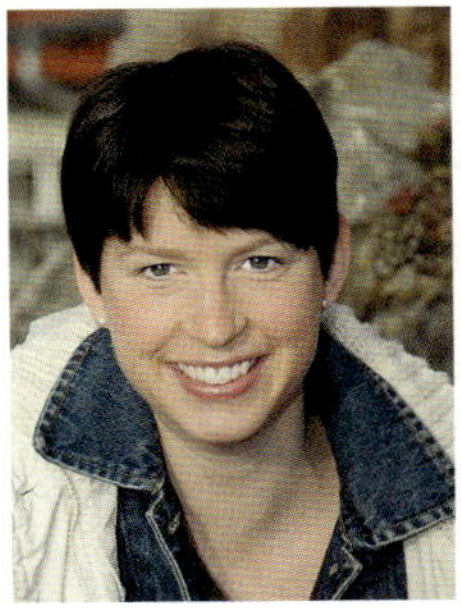

Christiane Weißenberger
Staatlich anerkannte Diätassistentin und Hauswirtschafterin

drucks, des Gewichtes, von erhöhten Blutfetten und der Blutzuckerwerte – und Sie werden eine allgemeine Verbesserung Ihres Befindens feststellen!

Eine Ernährung, die den Blutdruck reguliert, besteht im Allgemeinen aus viel Obst, Gemüse und fettreduzierten Milchprodukten – dafür weniger Nahrungsmitteln mit einem hohen Anteil an gesättigten Fetten, Cholesterin und versteckten Fetten (z. B. Wurst, Käse, Backwaren, Milchprodukte), weniger Fleisch und weniger Süßigkeiten.

Gut für Sie sind jetzt Lebensmittel, die viel Magnesium, Kalzium und Kalium enthalten. Auf dieser Basis haben wir viele Lieblingsrezepte für Sie „entschärft" – Sie werden sehen, dass eine herzfreundliche Ernährung und Genuss dabei keineswegs im Widerspruch stehen.

Wir wünschen Ihnen gute Blutdruckwerte und viel Spaß beim Nachkochen und Variieren unserer Rezepte!

Ihr
Sven-David Müller, M. Sc.

Ihre
Christiane Weißenberger

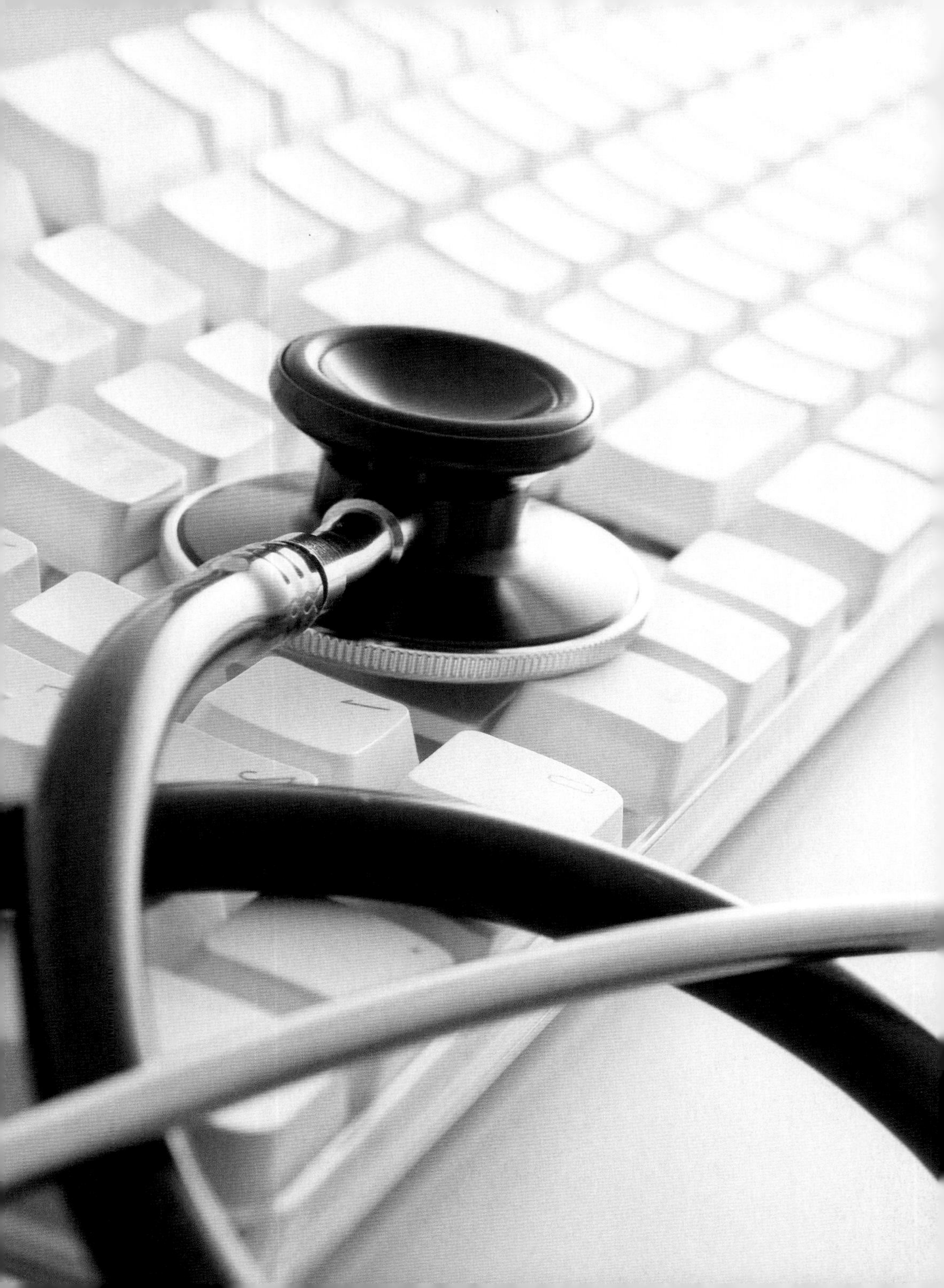

BLUTHOCHDRUCK – DAS SOLLTEN SIE WISSEN

Viele Menschen haben einen erhöhten Blutdruck. Normalerweise spüren sie ihn nicht – mit der Folge, dass er über Jahre hinweg die Gefäße belastet. Ein dauerhaft erhöhter Blutdruck ist gefährlich, er kann Erkrankungen wie Herzinfarkte, Schlaganfälle und Nierenschäden begünstigen. In diesem Kapitel erfahren Sie, was Bluthochdruck überhaupt ist, wann er problematisch sein kann und was Sie tun können, um Ihren Blutdruck dauerhaft in den Griff zu bekommen.

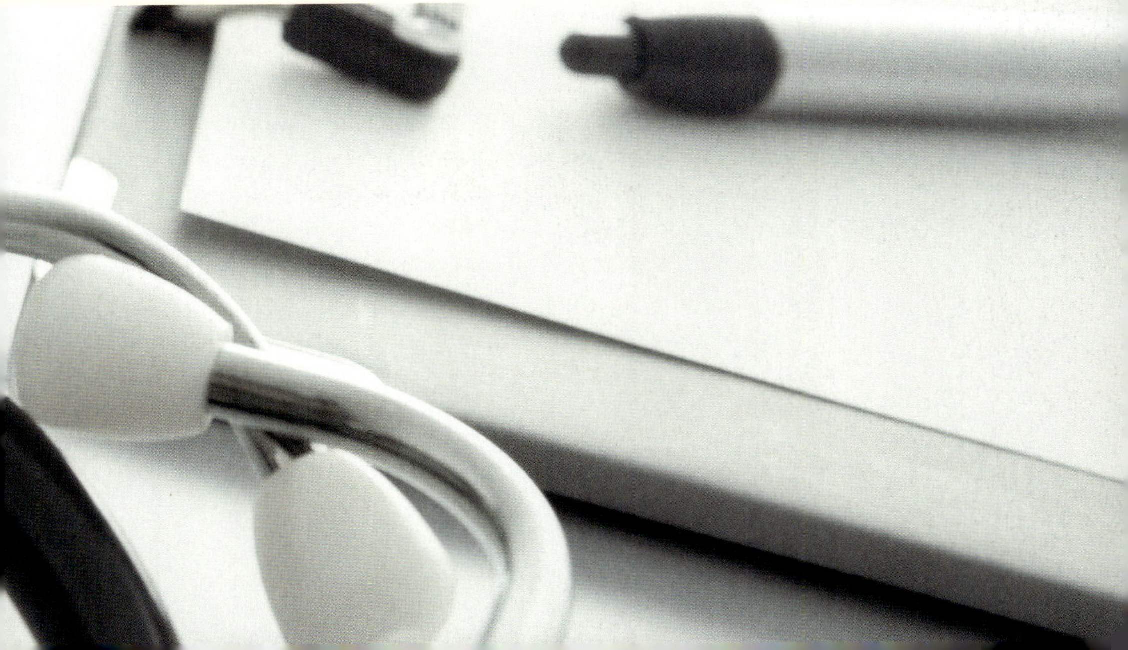

Bluthochdruck und seine Auswirkungen

Wie kommt der Blutdruck zustande?

Bluthochdruck liegt dann vor, wenn der Druck in den Arterien eine bestimmte Grenze überschreitet. Arterien sind Blutgefäße, die das Blut vom Herzen weg befördern. Der genaue medizinische Begriff für zu hohen Druck in den Arterien lautet arterielle Hypertonie. Den vom Herzschlag und von der Anspannung der Gefäßwände erzeugten Blutdruck gibt man in der Maßeinheit Millimeter Quecksilbersäule (mmHg) an und beschreibt ihn anhand von zwei Werten:

- Der systolische Druck entsteht, wenn das Herz sich zusammenzieht und das Blut in die Gefäße pumpt.
- Der diastolische Druck ergibt sich, wenn das Herz wieder erschlafft, um sich erneut mit Blut zu füllen.

Die Druckverhältnisse passen sich dem aktuellen Bedarf des Körpers an. Dadurch ist unser Herz immer ausreichend durchblutet. Der Blutdruck ist also keine konstante Größe. Tageszeitliche Schwankungen sind normal, auch körperliche Aktivität und die seelische Verfassung beeinflussen ihn.

!

Die Unterschiede zwischen Menschen mit normalem und erhöhtem Blutdruck werden bei den Durchschnittswerten tagsüber und nachts deutlich.

Leider macht sich ein Bluthochdruck oft jahrelang überhaupt nicht bemerkbar, und wenn, dann zeigt er sich in unspezifischen Symptomen, wie Müdigkeit, Unruhe, Schwindelgefühl, Kopfschmerzen oder Sehstörungen. Erst wenn Organ- und Gefäßschäden auftreten, wie eine Arteriosklerose oder Durchblutungsstörung des Gehirns, treten die Anzeichen offen zutage. Bluthochdruck ist vor allem wegen seiner Folgeerkrankungen gefährlich.

Nach Definition der Weltgesundheitsorganisation (WHO) wird bei Werten von über 140/90 mmHg von einem Bluthochdruck gesprochen, und zwar sobald der systolische (obere) Blutdruckwert bei 140 mmHg oder mehr oder der diastolische (untere) Wert bei 90 mmHg oder darüber liegt. Auch wenn also nur einer der beiden Blutdruckwerte erhöht ist, besteht ein Bluthochdruck mit den entsprechenden möglichen Spätfolgen. Je höher der Blutdruck, umso größer ist auch das Risiko für Spätkomplikationen wie Schlaganfall oder Herzinfarkt. Die WHO hat daher eine Einteilung der Blutdruckwerte in verschiedene Schweregrade vorgenommen:

Definitionen und Klassifikation der Blutdruckwerte (mmHg)

KLASSIFIKATION	SYSTOLISCH	DIASTOLISCH
optimal	< 120	< 80
normal	< 130	< 85
hoch-normal	130–139	85–89
leichter Bluthochdruck (Schweregrad 1)	140–159	90–99
mittelschwerer Bluthochdruck (Schweregrad 2)	160–179	100–109
schwerer Bluthochdruck (Schweregrad 3)	> 180	> 110
isolierter systolischer Bluthochdruck	> 140	< 90

Primärer und sekundärer Bluthochdruck

Sekundäre Hypertonie Ursachen einer sekundären Hypertonie sind Krankheiten wie Schilddrüsenüberfunktionen, Entzündungen der Blutgefäße oder eine verengte Hauptschlagader (Aorta). All diese und weitere Krankheiten können Bluthochdruck verursachen. Die sekundäre Hypertonie kommt mit ungefähr 10 Prozent allerdings recht selten vor.

!

Ärzte unterscheiden zwischen primärer und sekundärer Hypertonie.

Primäre Hypertonie Weitaus häufiger leiden Menschen an der primären Hypertonie. Bei dieser Art der Hypertonie lassen sich Ursachen weniger deutlich festmachen, weil eine zugrunde liegende Krankheit fehlt, die als direkter Auslöser für den Bluthochdruck verantwortlich ist. Vielmehr spielen verschiedene Faktoren eine Rolle, deren Anteil am Bluthochdruck sich meist nicht exakt definieren lässt.

Eine wichtiger Faktor sind erbliche Vorbedingungen, es gibt also so etwas wie eine Veranlagung für Bluthochdruck. Überdies gibt es eine ganze Reihe weiterer Faktoren, die das Risiko, einen Bluthochdruck zu entwickeln, erheblich steigern. Zu diesen Faktoren können Krankheiten wie Diabetes gehören. Außerdem ein fortgeschrittenes Alter, Bewegungsarmut, viel Stress, Rauchen, übermäßiger Alkoholkonsum, Übergewicht und insgesamt eine falsche Ernährung. Inwieweit jeder einzelne Faktor Hypertonie begünstigt, ist individuell verschieden.

Ursachen eines primären Bluthochdrucks:

- Erbliche Vorbelastung
- Übergewicht
- Hoher Salzkonsum
- Regelmäßiger Alkoholkonsum
- Zu geringe Kalium-, Kalzium- und Magnesiumzufuhr
- Zu geringe Aufnahme an ungesättigten Fettsäuren
- Zu geringe Ballaststoffaufnahme
- Rauchen
- Stress und seelische Belastungen
- Bewegungsmangel

Ursachen eines sekundären Bluthochdrucks:

- Nierenerkrankungen
- Hormonelle Störungen, z. B. Überfunktion der Schilddrüse, Überfunktion der Nebenschilddrüsen
- Herz-Kreislauf-Erkrankungen
- Schwangerschaft
- Erkrankungen des Nervensystems, z. B. ein Hirntumor
- Bestimmte Medikamente, z. B. die Pille, Rheumamedikamente

Wie wird der Blutdruck gemessen?

Hoher Blutdruck ist einfach und völlig schmerzlos durch eine Blutdruckmessung, in der Regel mit einer Armmanschette, feststellbar. Wenn der Herzmuskel sich zusammenzieht und Blut ausstößt (diesen Vorgang nennt man Systole), ist der Druck besonders hoch. Daher nennt man diesen oberen Wert (1. Wert) den systolischen Blutdruck. Zwischen zwei Herzschlägen, wenn das Herz erschlafft und sich wieder mit neuem Blut füllt (bei der sogenannten Diastole), ist der Blutdruck niedriger. Dieser untere Wert (2. Wert) heißt diastolischer Blutdruck. Beide Werte werden bei der Blutdruckmessung festgestellt.

!

Der diastolische und systolische Blutdruck werden gemessen. 120/80 mmHg bedeutet: ein Blutdruck von 120 zu 80.

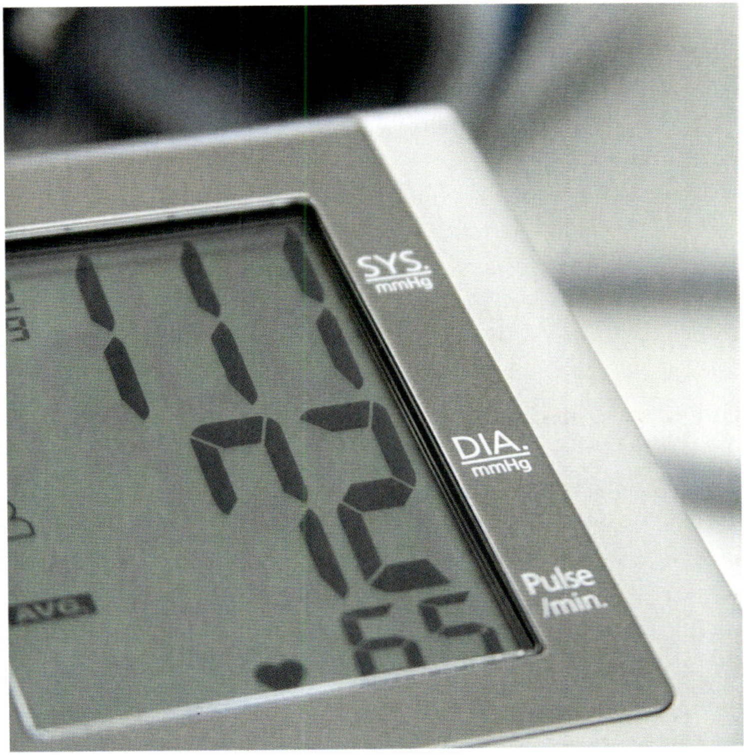

Blutdruckmessgeräte messen schmerzlos den systolischen und diastolischen Blutdruck.

Häufig wird für den Blutdruck die Abkürzung RR verwendet, die für die Initialen des italienischen Arztes Riva-Rocci steht. Er hatte 1896 als Erster das Prinzip der Blutdruckmessung mittels einer Oberarmmanschette beschrieben. Wenn Sie also RR 130/80 mmHg sehen, bedeutet dies nichts anderes als ein Blutdruck von 130/80 mmHg nach Riva-Rocci.

Was beeinflusst den Blutdruck?

Die Höhe des Blutdrucks hängt von verschiedenen Faktoren ab. Wichtig ist insbesondere die körperliche Aktivität, denn je mehr unsere Muskeln arbeiten müssen, desto mehr Blut muss das Herz durch die Adern pumpen, und damit steigt der Blutdruck. Es gibt Situationen, in denen der Blutdruck sogar ansteigen darf, beispielsweise, wenn Sie zur U-Bahn rennen müssen oder sich beim Sport körperlich verausgaben.

> !
>
> Ein vorübergehender Bluthochdruck kann normal sein.

Ein vorübergehender Bluthochdruck kann auch psychische Ursachen haben: Wenn Sie sich über Ihren Chef aufregen, sorgen Hormone dafür, dass Ihr Blutdruck steigt. Sogar Werte über 200 mmHg sind dann kurzfristig möglich und durchaus noch normal.

Für die Höhe des Blutdrucks ist zudem entscheidend, wie viel Widerstand die Arterien dem Blut entgegensetzen: Sind die Gefäße verkalkt, ist ihr Durchmesser kleiner und dadurch steigt der Druck. Ein gesundes Blutgefäß kann durch die Gefäßmuskulatur den Durchmesser aktiv verkleinern und vergrößern. Ein „verkalktes“ Gefäß kann das nicht. In ihm ist der Druck immer hoch.

Ein weiterer bestimmender Faktor für den Blutdruck ist die Blutmenge im Körper: Viel Blut bedeutet höherer Blutdruck. Dieser Aspekt spielt besonders bei übergewichtigen Personen eine entscheidende Rolle. Eine Änderung der Lebens- und Ernährungsweise ist hier besonders wichtig, um den Blutdruck zu normalisieren.

Warum ist Bluthochdruck gefährlich?

Je höher der Blutdruck ist, desto größer ist der Widerstand in den Blutgefäßen und umso mehr muss das Herz arbeiten, damit die Organe und Gewebe mit Blut versorgt werden können. Herzmuskelschwäche und Herzversagen können die Folge sein – besonders häufig bei Übergewichtigen. Denn je höher das Körpergewicht, desto mehr Sauerstoff benötigt der Körper. Damit steigt auch die nötige Blutmenge. Um das Blut durch den Körper zu pumpen, muss das Herz eines Übergewichtigen mehr leisten als das Herz eines Schlanken. Durch die ständige Mehrarbeit, die das Herz bei Übergewicht leisten muss, kann es zu einer Verdickung des Herzmuskels kommen. Ein hoher Blutdruck begünstigt dies noch. Auf Dauer kann das Herz die hohe Belastung nicht ertragen, so dass sich bei Übergewichtigen leicht eine Herzschwäche entwickeln kann. Dies beobachtet man besonders häufig bei sehr starkem Übergewicht.

!

Übergewicht begünstigt Bluthochdruck.

Wie schon beschrieben, können auch Gefäßverkalkungen (Arteriosklerose) Folge eines dauerhaft erhöhten Blutdrucks sein, was letztendlich zu Schlaganfall, Herzinfarkt und Nierenversagen führen kann. Unter Gefäßverkalkung versteht man Veränderun-

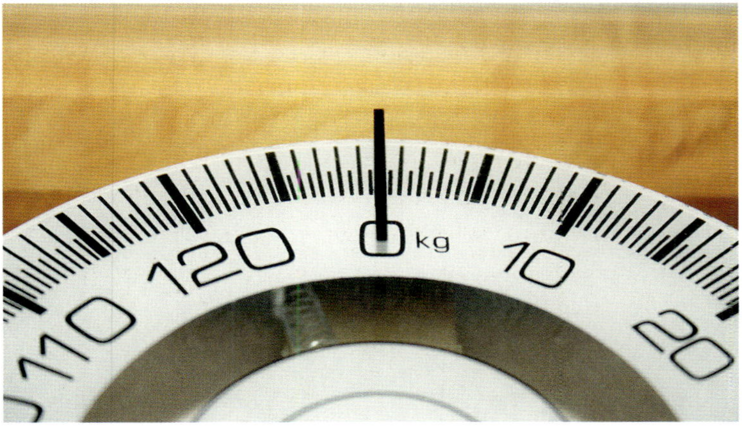

Durch eine gesunde Ernährung kann das Körpergewicht im Normalbereich gehalten werden.

gen der Blutgefäßwände durch Ablagerungen von Fett, kleine Verletzungen, Entzündungen etc. Diese führen auf Dauer zu einer Verdickung und Verhärtung der Gefäßwand. Letztendlich kommt es dadurch zu Herz-Kreislauf-Erkrankungen, Durchblutungsstörungen, Herzinfarkt und Schlaganfall.

Die erhöhte Körperfettmasse selbst stellt keinen so bedeutenden Risikofaktor für die Entwicklung einer Arterienverkalkung dar. Doch Übergewicht ist Ursache für eine Reihe anderer Erkrankungen – Diabetes mellitus, Hypertonie, Fettstoffwechselstörungen –, die wiederum die Entstehung von Arteriosklerose begünstigen. Daher steigt mit dem Körpergewicht auch das Risiko einer Arteriosklerose und letztlich eines Herzinfarktes. Bei stark übergewichtigen Menschen kommt ein Herzinfarkt etwa dreimal häufiger vor als bei Normalgewichtigen.

!

Maximaler Blutdruck bei Diabetes mellitus: 120/80 mmHg.

Herz-Kreislauf-Risiko bei Diabetes mellitus

Herz- und Gefäßerkrankungen kommen bei Diabetikern zwei- bis dreimal häufiger vor als in der Normalbevölkerung. Diabetikerinnen haben ein 6,2-fach erhöhtes und Diabetiker ein 2,2-fach erhöhtes Herzinfarktrisiko. Wesentlich verantwortlich für die Entstehung der Arteriosklerose und Koronaren Herzkrankheit (KHK) scheinen die erhöhten Blutzucker- und Fettwerte nach den Mahlzeiten zu sein. Eine Blutdrucknormalisierung ist deshalb für Diabetiker besonders wichtig! Für Typ-2-Diabetiker ist die Einstellung des Blutdrucks auf normale Werte wegen der gefährlichen Folgeerkrankungen sogar noch wichtiger als die Blutzuckereinstellung. Diabetiker sollten prinzipiell Blutdruckwerte von höchstens 120/80 mmHg aufweisen. Ein niedriger Blutdruck beugt den Folgekomplikationen an den Nieren, den Augen und dem Herz-Gefäß-System wirksam vor.

Diagnose und Behandlung eines Bluthochdrucks

Erst wenn nach dreimaliger Messung zu mindestens zwei verschiedenen Zeitpunkten ein zu hoher Blutdruck gemessen worden ist, spricht man von Bluthochdruck. Genauer sind ambulante Langzeitblutdruckmessungen über 24 Stunden. Zu diesem Zweck wird beim Arzt ein kleines tragbares Gerät für 24 Stunden angelegt, das den Blutdruck automatisch misst, tagsüber meistens alle 15 Minuten und nachts zwischen 22 und 7 Uhr alle 30 Minuten. Die gemessenen Werte sind im Gerät gespeichert und werden vom Arzt ausgewertet. Hierfür sollten mindestens 60 Messwerte vorliegen.

> **!** Für die sichere Diagnose muss der Blutdruck mehrmals gemessen werden.

Wenn viele Blutdruckwerte zu verschiedenen Zeiten gemessen wurden, kann der Arzt sich ein genaueres Bild des Blutdruckverhaltens und der Blutdruckhöhe machen, als es wenige Einzelmessungen erlauben.

Ziel der Therapie ist es dann, nicht nur den Blutdruck zu senken, sondern auch die Risikofaktoren wie Diabetes mellitus, Übergewicht, Rauchen und Alkohol einzuschränken. Dies kann jedoch nur über eine Veränderung des Lebensstils erreicht werden – nicht nur bei Patienten vor dem Beginn der medikamentösen Therapie, sondern auch bei solchen, die bereits blutdrucksenkende Medikamente erhalten. Wichtige Veränderungen des Lebensstils, die den Blutdruck senken und das Herz-Kreislauf-Risiko beeinflussen, sind:

- Beendigung des Rauchens
- Gewichtsabnahme
- Mehr körperliche Bewegung und Sport
- Eine herzgesunde Ernährung
- Eine Reduktion des Alkoholkonsums

Der primäre Bluthochdruck wird zudem mit Medikamenten zur Senkung des erhöhten Blutdrucks (Antihypertensiva) wie Betablocker, Diuretika, Kalziumantagonisten oder ACE-Hemmern behandelt. Beim sekundären Bluthochdruck steht die Behandlung der Grunderkrankung im Vordergrund.

Nikotin schädigt das Herz-Kreislauf-System

!

Wer aufhört zu rauchen, senkt sofort sein Herz-Kreislauf-Risiko.

Eine gute Möglichkeit, das Herz-Kreislauf-Risiko sofort zu senken, ist die Aufgabe des Rauchens. Die Beweise für die Schädlichkeit des Zigarettenrauchens als Mitverursacher von Krebs und Herz-Gefäß-Erkrankungen sind erdrückend: Zigarettenrauchen ändert die Eigenschaften des Blutes ungünstig, beschleunigt die Herzfrequenz und begünstigt die Entstehung bedrohlicher Herzrhythmusstörungen. Gleichzeitig wird die Fähigkeit des Blutes, Sauerstoff zu transportieren, und die Fähigkeit des Gewebes, Sauerstoff aufzunehmen, stark herabgesetzt. Rauchen verstärkt außerdem die Thromboseneigung.

Bei einem Zigarettenkonsum von zehn pro Tag erhöht sich die Herz-Kreislauf-Todesquote um 18 Prozent bei Männern und 31 Prozent bei Frauen. Nach zwei Jahren Abstinenz ist das Herzinfarktrisiko um 30 bis 40 Prozent niedriger!

Gewichtsabnahme senkt den Blutdruck

!

Übergewicht ist ein ernstzunehmendes gesundheitliches Problem.

In Deutschland verbreitet sich Übergewicht durch Lebensmittelüberfluss und Bewegungsarmut immer mehr. Was viele von uns vergessen: Übergewicht ist ein gesundheitliches und kein kosmetisches Problem, denn es fördert die Entstehung vieler Krankheiten wie Herz-Kreislauf-Erkrankungen, Probleme mit den Gelenken und Stoffwechselstörungen. Ein erhöhtes Körpergewicht führt in der Regel auch zu einer Erhöhung des Blutdrucks.

Nur mit einem bewussten Ernährungsverhalten und regelmäßiger körperlicher Aktivität lässt sich dieser Entwicklung gegensteuern. Das wichtigste Mittel zur Blutdrucksenkung ist der Abbau von Übergewicht: Jedes Kilo weniger bewirkt einen Abfall des Blutdrucks um 1 bis 2 mmHg!

Eine einfache Methode, das Körpergewicht zu bewerten, ist der Body-Mass-Index (BMI = Körpermassenindex). Dabei wird das Verhältnis von Körpergewicht in Kilogramm zu Körpergröße in Metern zum Quadrat berechnet.

BMI = Körpergewicht in kg/(Körpergröße in Metern)^2

Beispiel: Eine 45-jährige Frau mit einer Größe von 1,68 Metern und einem Gewicht von 70 Kilogramm hat einen BMI von 30,7. Das bedeutet Übergewicht, eine Gewichtsabnahme ist anzuraten.

BMI	BEWERTUNG DES GEWICHTS
< 19	Untergewicht
19–25	Normalgewicht
25–27	leichtes Übergewicht
27–30	mäßiges Übergewicht
> 30	starkes Übergewicht (Adipositas)
> 40	massives Übergewicht

Nicht nur das Gewicht spielt eine Rolle für die Gesundheit, sondern auch die Fettverteilung. Bei gleichem BMI sind also nicht alle Personen gleich gefährdet. Vor allem das Fettgewebe in der Bauchpartie ist mit einer höheren Gesundheitsgefährdung verbunden. Anschaulich wurden je nach Fettverteilung im Körper zwei Typen definiert. Der sogenannte „Apfeltyp“, bei dem die Fettansammlung der Bauchregion überwiegt, ist im Vergleich zum sogenannten „Birnentyp“ mit Betonung der Fettansammlung an Gesäß, Hüfte und Oberschenkeln gefährdeter.

Die Messung des Bauchumfangs gibt darüber Auskunft: Ein Bauchumfang über 102 Zentimetern bei Männern und über 88 Zentimetern bei Frauen geht mit einem erhöhten Herz-Kreislauf-Risiko einher. Dem Bauchumfang wird inzwischen eine große Bedeutung bei der Risikoabschätzung beigemessen.

!

Bei gleichem Gewicht ist der „Apfeltyp" mit mehr Bauchfett gefährdeter als der „Birnentyp".

Dass im Bauchbereich angesammeltes Fettgewebe schädlicher ist als Fettpolster an anderen Körperstellen, wird u. a. dadurch erklärt, dass bestimmte Hormone, die den Blutdruck erhöhen, offenbar vermehrt in den Bauchfettzellen gebildet werden.

Richtig abnehmen will geplant sein! Zunächst einmal sollten Sie ein klares, erreichbares Ziel vor Augen haben. Dies sollte nicht nur eine kurzfristige Gewichtssenkung sein! Erstrebenswert ist eine langfristige, möglichst dauerhafte Änderung der Ernährungs- und Lebensweise. Erfolgt die Gewichtsabnahme langsam, also bis zu einem Kilogramm pro Woche, kann sich der Körper an die Umstellung gewöhnen und wird nicht so sehr unter Stress gesetzt. Der Erfolg wird dauerhaft bleiben.

Jedes Kilo weniger ist eine Erleichterung für Sie und Ihren Körper: Schon bei zehn Kilogramm Gewichtsabnahme wird der Blutdruck um 10 mmHg systolisch und 20 mmHg diastolisch gesenkt, die Blutzucker- und Fettwerte verbessern sich deutlich.

Bewegung und Entspannung für ein gesundes Herz

Stress ist bis zu einem gewissen Grad nicht schädlich, er ist vielmehr das Produkt von Lebensaktivität. Zu viel Stress wirkt sich jedoch negativ auf Körper und Seele aus, setzt er sich „fest", so können Herz-Kreislauf-System, Immunsystem, Verdauung und Schlaf aus dem Takt geraten. Bluthochdruck, Kopfschmerzen, Schlaf-, Verdauungs- und Stoffwechselstörungen können die Folge sein. Daher ist es wichtig, dass Sie auf Ihren Körper hören, wenn Stress körperliche Formen annimmt und Probleme auftreten.

Meist lässt sich Stress mit Entspannung wieder aus der Welt schaffen. Die einen können sich sehr gut in der Sauna oder bei einer Massage entspannen, die anderen gehen einem Hobby nach, gehen spazieren, gehen zum Yoga, malen, lesen, treffen sich mit Freunden, gehen shoppen oder spielen Klavier. Die Seele kann man auf vielerlei Arten baumeln lassen.

!

Zu viel Stress setzt sich im Körper förmlich fest.

Jeder Mensch muss für sich die beste Entspannungstechnik finden. Hin und wieder nur etwas für sich tun, ist in keiner Weise egoistisch, ganz im Gegenteil: Sind die Menschen entspannt, sind sie auch weniger krank, gehen freundlicher miteinander

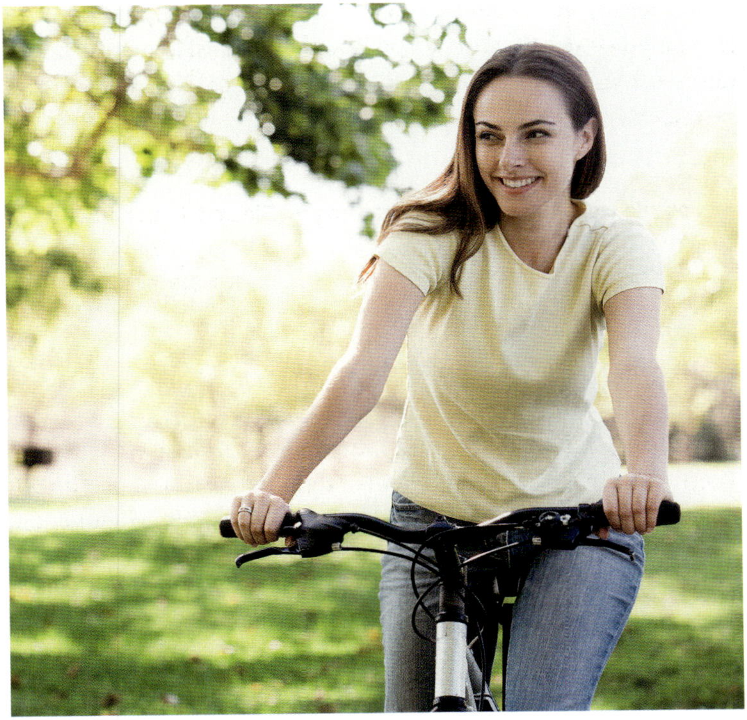

Ausdauersportarten wie Laufen oder Radfahren unterstützen die Gewichtsabnahme und Blutdrucksenkung.

um, sind belastbarer und einfach besser drauf. Ideal zur Entspannung ist auch Autogenes Training.

> **!**
> Ausdauersport entspannt und wirkt sich positiv auf den Blutdruck aus.

Ausdauersportarten wie Laufen, Radfahren, Schwimmen, Nordic Walking oder Inlinern wirken sich ebenfalls positiv auf den Blutdruck aus und sollten regelmäßig betrieben werden. Sportarten wie Gewichtheben oder Bodybuilding sind für Hypertoniker nicht geeignet, da sie den Blutdruck durch die kurzzeitige massive Anstrengung stark erhöhen können.

Drei bis zwölf Wochen nach Trainingsbeginn setzt bei den meisten die Blutdrucksenkung ein. Etwas Geduld muss man also haben, aber es lohnt sich, denn regelmäßige körperliche Betätigung verbessert nicht nur den Blutdruck, sondern auch die Blutfette.

Bewegung hilft auch enorm beim Abnehmen und dabei, das Gewicht zu halten. Schließlich wird die Muskulatur gekräftigt und über bestimmte freigesetzte Botenstoffe, sogenannte Endorphine, die Stimmung angehoben, so dass Menschen, die regelmäßig körperlich aktiv sind, häufig auch in Alltag und Beruf mehr Energie aufweisen. Des Weiteren vermittelt körperliches Training ein positives Körpergefühl.

Empfehlenswert für eine Gewichtsreduktion ist ein Training mit niedriger, aber langandauernder Intensität. Insbesondere bei älteren übergewichtigen Patienten sollte vor Beginn des körperli-

GEEIGNETE SPORTARTEN	BEDINGT GEEIGNETE SPORTARTEN	UNGEEIGNETE SPORTARTEN
Schwimmen	Ballsportarten	Squash
Nordic Walking	Gemäßigtes Krafttraining in Verbindung mit Konditionstraining	Fußball
Radfahren	Jogging	Abfahrtsski
Wandern		Gewichtheben/Bodybuilding
Skilanglauf		

chen Trainings eine sportärztliche Untersuchung durchgeführt werden, um gegebenenfalls Risikofaktoren auszuschließen.

Die herzgesunde Ernährung

Eine gesunde und ausgewogene Ernährung kann einen wichtigen Beitrag zur Blutdrucksenkung leisten, und zwar unabhängig davon, ob ein Übergewicht vorliegt oder nicht. Auch bei gleichbleibendem Gewicht senkt allein die Umstellung der Ernährung den Blutdruck um bis zu 11 mmHg systolisch und 5,5 mmHg diastolisch, wie in einer Studie nachgewiesen werden konnte. Allein der Verzehr von mehr Obst und Gemüse ohne weitere Änderungen der Ernährung ließ in der erwähnten Studie den Blutdruck sinken. Allerdings konnte eine darüber hinausgehende Ernährungsumstellung den Blutdruck deutlich effektiver senken. Ausführliche Informationen zu einer blutdruckgesunden Ernährung finden Sie im Kapitel „Die Ernährung umstellen – das ist jetzt wichtig" auf Seite 27.

!

Allein der Verzehr von Obst und Gemüse lässt den Blutdruck sinken.

Risikofaktor erhöhter Cholesterinspiegel Viele Menschen mit Bluthochdruck haben gleichzeitig einen erhöhten Cholesterinspiegel – eine sehr riskante Kombination, wenn es um Ihre Gesundheit geht! Cholesterin ist ein wichtiger Baustein zum Aufbau von Zellen. Über den Blutstrom wird Cholesterin von der Leber zu den Zellen und nicht benötigtes Cholesterin von den Zellen zur Leber transportiert. Zum Transport wird es zusammen mit Eiweißen in bestimmte „Verpackungsformen" gebracht:

- HDL (von engl. „high density lipoprotein")
- LDL (von engl. „low density lipoprotein")

Ist zu viel Cholesterin in Form von LDL im Blut vorhanden, dann kann es sich an der Gefäßwand anlagern und dort eine Entzündungsreaktion auslösen. Die Entzündungsreaktion schädigt die

!

Zu viel „schlechtes" Cholesterin lagert sich an den Gefäßwänden an.

Gefäßwand und führt schließlich zur Gefäßverkalkung. LDL wird deshalb auch als das „schlechte" Cholesterin bezeichnet. HDL hingegen kann überschüssiges Cholesterin im Blut aufnehmen und zur Leber zurücktransportieren. Dabei kann es auch das Cholesterin aus den Gefäßwänden aufnehmen und verringert somit die Verkalkungsprozesse. Es wird deshalb auch als „gutes" Cholesterin bezeichnet.

Ein Zusammenkommen von Bluthochdruck und hohem LDL führt durch die Druckbelastung und die Anlagerung von Cholesterin zu einer doppelten Schädigung der Gefäßwand. In diesem Fall verkalken die Gefäße besonders schnell. Das Risiko eines Herzinfarkts ist stark erhöht.

Ein erhöhter Cholesterinspiegel kann folgende Ursachen haben:

- Genetische Erkrankung im Fettstoffwechsel (familiär hoher Cholesterinspiegel)
- Stoffwechselerkrankung (Diabetes, Lebererkrankungen, Nierenerkrankungen, Schilddrüsenerkrankungen)
- Eine falsche Ernährung

Am häufigsten tritt ein hoher Cholesterinspiegel durch falsche Ernährung auf, durch ein Zuviel an tierischen Fetten, Zucker und Alkohol. Eine herzgesunde Ernährung ist also auch wichtig, wenn Sie Ihren Cholesterinspiegel wirkungsvoll senken möchten.

!

In vielen Fällen ist eine medikamentöse Therapie erforderlich.

Medikamente zur Blutdrucksenkung

In vielen Fällen ist bei der Hypertonie eine medikamentöse Therapie erforderlich. Aber durch die gezielte Umstellung des Lebensstils mit Gewichtsreduktion bei Übergewicht und blutdrucksenkender Ernährungsweise kann die Tabletteneinnahme reduziert werden oder in manchen Fällen sogar ganz ausbleiben.

Die wichtigsten blutdrucksenkenden Medikamente sind:

- Diuretika, das sind Entwässerungsmittel, die u. a. durch eine vermehrte Ausscheidung von Natrium in der Niere sowie durch eine Verminderung der Flüssigkeitsmenge im Kreislauf wirksam sind.
- ACE-Hemmer, die ein Enzym hemmen, das für die Aktivierung bestimmter Hormone benötigt wird, die den Blutdruck steigern.
- Kalziumantagonisten, die sich an die Kalziumkanäle der Körperzellen binden und den Kalziumeinstrom vermindern, was eine Erweiterung der Arterien (Blutgefäße) und damit eine Blutdrucksenkung bewirkt.
- Betablocker, die Rezeptoren blockieren, die das Herz schneller und kräftiger schlagen lassen und somit den Blutdruck senken.
- Angiotensin-II-Antagonisten, die ähnlich wie ACE-Hemmer wirken.

Häufig, vor allem bei höheren Blutdruckwerten, müssen zwei oder mehr Medikamente miteinander kombiniert werden, um den Blutdruck optimal zu senken. Lediglich in etwa 50 Prozent der Fälle gelingt mit einem einzigen Blutdruckmedikament eine optimale Blutdruckeinstellung. In allen anderen Fällen sind zwei oder mehr unterschiedliche Präparate erforderlich.

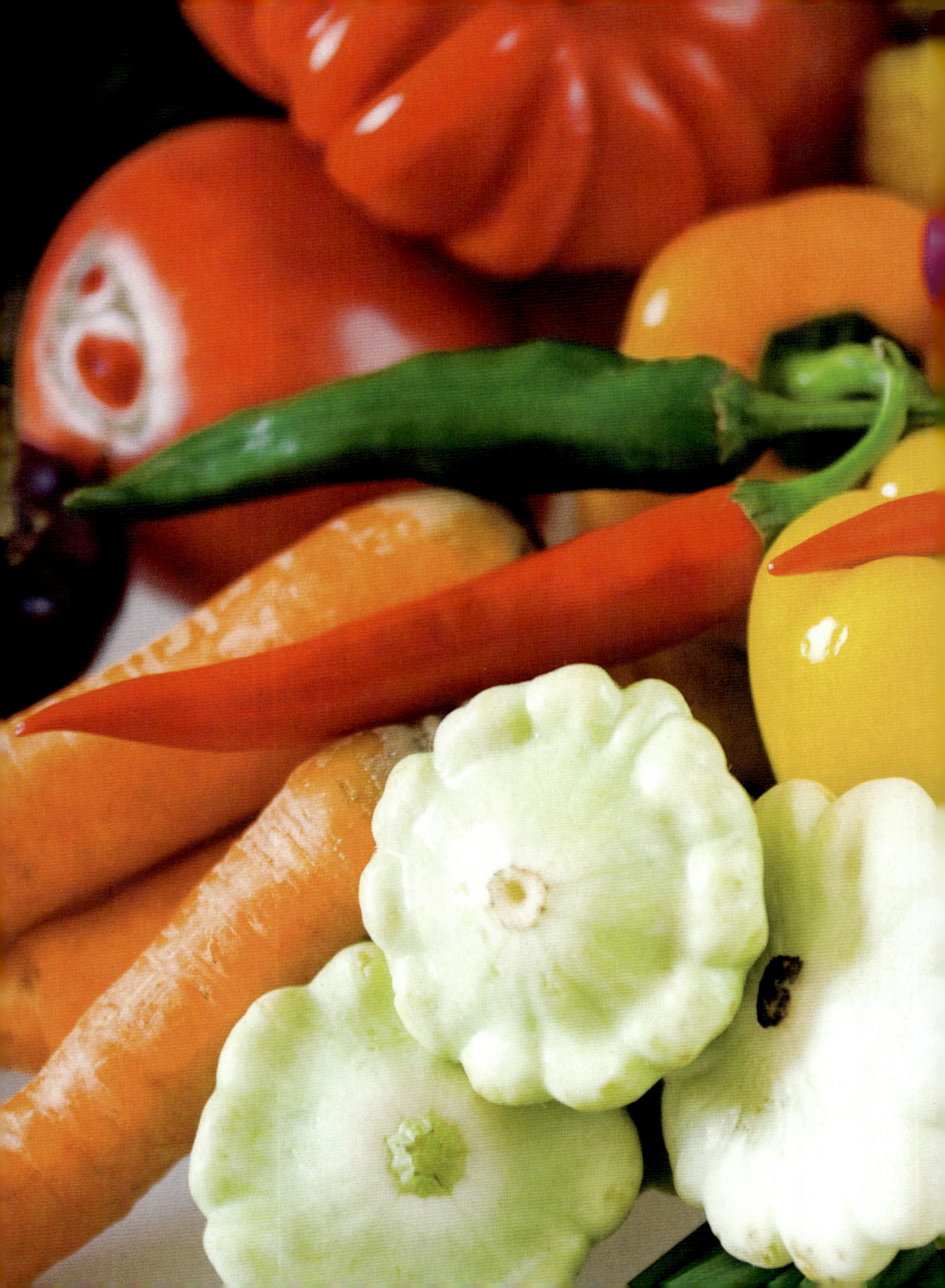

DIE ERNÄHRUNG UMSTELLEN – DAS IST JETZT WICHTIG

Wissenschaftliche Studien der letzten Jahre belegen, dass für Bluthochdruckpatienten keine spezielle Diät erforderlich ist. Vielmehr können Sie Ihren Blutdruck durch eine gesunde und ausgewogene Kost mit reichlich Obst und Gemüse senken. Alle wichtigen Informationen dazu – und wie Sie Ihre Ernährung gezielt mit Nährstoffen anreichern können – erhalten Sie im folgenden Kapitel.

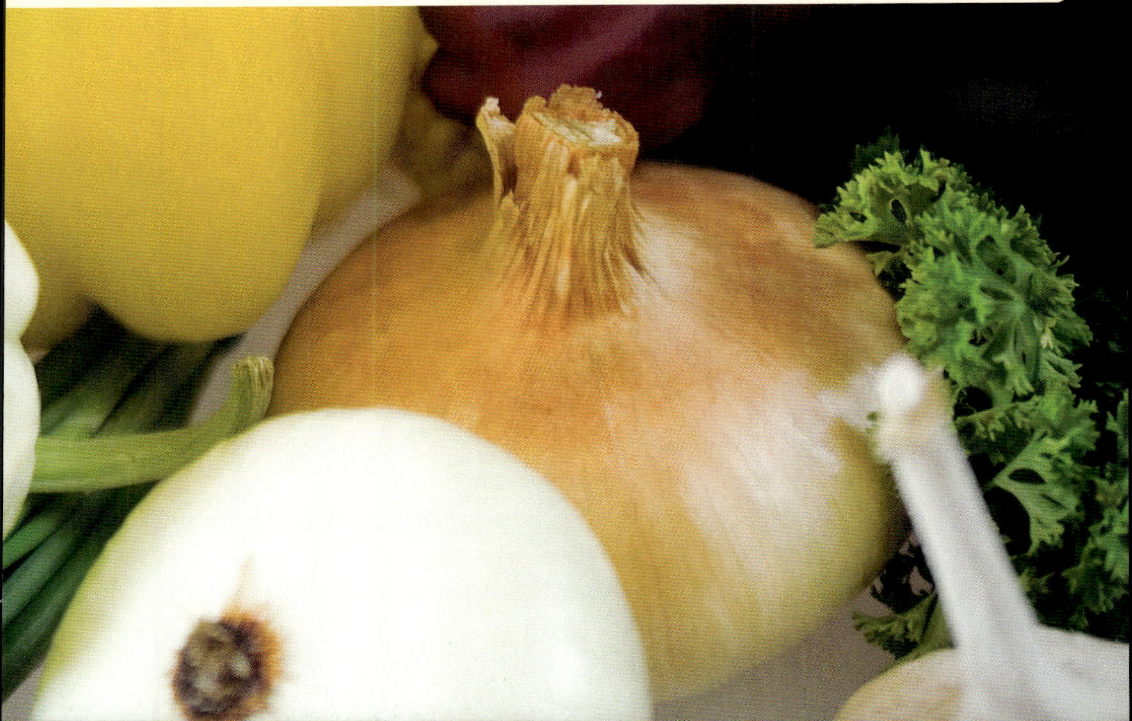

Der Energiegehalt unserer Nahrung

!

Man unterscheidet Nähr- und Wirkstoffe.

Nahrungsinhaltsstoffe, die Energie liefern, werden als Nährstoffe bezeichnet. Es gibt auch Nahrungsinhaltsstoffe, die Wirkungen im Organismus haben, aber keine Energie liefern, diese heißen Wirkstoffe. Zu den Nährstoffen gehören Kohlenhydrate, Eiweiße (Proteine) und Fette (Lipide). Vitamine und Mineralstoffe sind Wirkstoffe.

Unterteilung der Nahrungsbestandteile

NÄHRSTOFFE	WIRKSTOFFE	SONSTIGE NAHRUNGSBESTANDTEILE
verdauliche Kohlenhydrate	Vitamine	Nahrungsfasern (Ballaststoffe)
Fette (Lipide)	Mineralstoffe	sekundäre Pflanzenstoffe
Eiweiße (Proteine)	Mengenelemente	Wasser
	Spurenelemente	Enzyme
	Ultra-Spurenelemente	Alkohol
		organische Säure

Für unsere Kalorienzufuhr sind also vor allem Kohlenhydrate, Eiweiße und Fette bedeutsam. Am meisten Kalorien enthält Fett. Überschüssige Kalorien, die der Körper nicht sofort verbraucht, werden als Körperfett gespeichert. Dies gilt auch für überschüssige Kalorien aus anderen Nährstoffen wie Kohlenhydraten, die ebenfalls in Körperfett umgewandelt und gespeichert werden.

!

Fett enthält am meisten Energie, ist also kalorienreich.

Fett weist mit ca. neun Kilokalorien pro Gramm mehr als die doppelte Kalorienmenge im Vergleich zu Kohlenhydraten und Eiweißen auf. Daher ist beim Abnehmen vor allem auf fettreiche Nahrungsmittel zu achten.

Bei einer ausgewogenen Ernährung sollte der Fettanteil 30 Prozent der Gesamtkalorienmenge betragen. Das entspricht einer Gesamtfettzufuhr von etwa 60 bis 80 g Fett pro Tag. Hierzu zwei Beispiele: Der Apfel ist praktisch fettfrei, zwei Stückchen Schokolade enthalten dagegen etwa 4 g Fett, ein Croissant 24 g, und eine Pizza kann schon einmal mit 50 g Fett zu Buche schlagen.

Etwa 60 Prozent der Kalorienmenge sind mit Kohlenhydraten zu decken und die restlichen zehn Prozent mit Eiweiß. Um diese Zusammensetzung zu erreichen, sind pflanzliche Nahrungsbestandteile, die einen hohen Kohlenhydratanteil haben, vorzuziehen. Der Energiegehalt der Nahrung wird in Kilokalorien oder Kilojoule gemessen. Eine Kilokalorie entspricht 4,2 Kilojoule.

Energiegehalt der Nährstoffe und von Alkohol

1 g Eiweiß	4 kcal
1 g Fett	9 kcal
1 g Kohlenhydrate	4 kcal
1 g Alkohol	7 kcal

Die tägliche Energiezufuhr sollte bei Normalgewichtigen 30 bis 35 Kilokalorien pro Kilogramm Körpergewicht betragen. Der Energiebedarf wird auf das Istgewicht bezogen.

Der Grundbedarf liegt bei 24 Kilokalorien pro Körperkilogramm. Der Gesamtenergiebedarf ist jedoch abhängig von Alter, Größe, Gewicht, Geschlecht, Aktivität und Stressfaktoren. Er ist erhöht bei schwerer Arbeit, auszehrenden Erkrankungen, Fieber und Sport. Er ist erniedrigt bei höherem Alter, Übergewicht und bei Personen, die sich sehr wenig bewegen.

!

Zum Grundumsatz wird der Leistungsumsatz gerechnet.

Ein Beispiel: Wer 65 Kilo wiegt, rechnet 65 mal 24, ergibt 1560. Das Ergebnis gibt Ihnen eine Vorstellung vom täglichen Grundbedarf des Körpers (Grundumsatz). Dazu kommt die Energiemenge, die wir für unsere täglichen Tätigkeiten benötigen (Leistungsumsatz). Wie viele Kalorien das sind, hängt davon ab, ob wir schleppen und uns bewegen oder den Tag am Schreibtisch sitzend verbringen. Je aktiver der Alltag, desto höher der Leistungsumsatz:

- plus 10 bis 20 Prozent für geringe körperliche Bewegung
- plus 30 Prozent für leichte körperliche Beschäftigung
- plus 50 Prozent für mittelschwere körperliche Tätigkeit/Freizeitsport
- plus 70 bis 100 Prozent für schwere körperliche Arbeit/Leistungssport

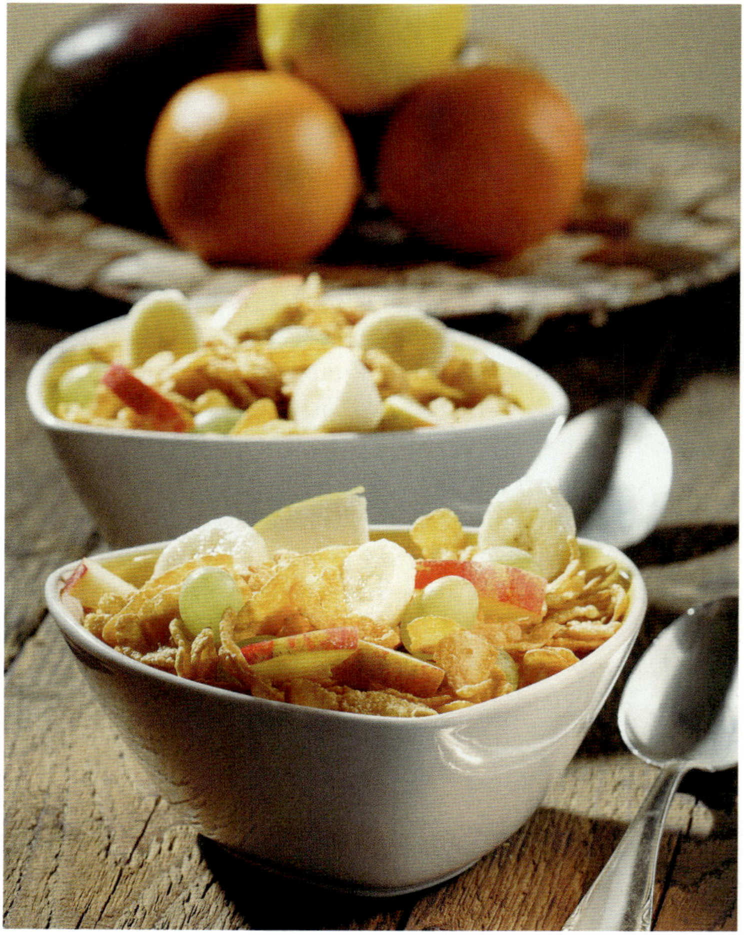

Vollkornmüsli mit frischem Obst ist eine gute Wahl für ein gesundes Frühstück.

Ist die Energiebilanz positiv, wird also mehr Energie zugeführt als verbraucht wird, steigt das Gewicht. Ist sie negativ, wird weniger Energie zugeführt als verbraucht wird, sinkt das Körpergewicht. D. h. übergewichtige Hypertoniker sollten ihre Gesamtenergiezufuhr im Auge behalten: Denn erfolgreicher als extreme Diäten ist eine vernünftige Ernährungsumstellung mit einer Reduzierung der Kalorienmenge auf etwa 1500 bis 1800 kcal pro Tag.

Nähr- und Vitalstoffe im richtigen Verhältnis

Kohlenhydrate liefern schnell Energie

Kohlenhydrate spielen in der Ernährung des Menschen von allen Nährstoffen die wichtigste Rolle. Kohlenhydrate setzen sich aus einer unterschiedlichen Anzahl von Zuckern (Sacchariden) zusammen. Die Anzahl der Zuckermoleküle und ihre Bindung zueinander spielen für die Ernährung eine wichtige Rolle. Man unterscheidet drei Arten von Kohlenhydraten: Einfachzucker (Monosaccharide), Zweifachzucker (Disaccharide) und Vielfachzucker (Komplexe Kohlenhydrate oder Polysaccharide).

!

Kohlenhydrate setzen sich aus Zuckern zusammen.

Nach den Empfehlungen der Deutschen Gesellschaft für Ernährung (DGE) sollten mehr als 50 Prozent der Gesamtenergiezufuhr aus Kohlenhydraten geliefert werden, wobei diese zum größten Teil aus Polysacchariden (Stärke) bestehen sollen. Stärkehaltige Lebensmittel sind beispielsweise Getreide, Kartoffeln und Gemüse. Daneben gibt es noch rasch verfügbare Kohlenhydrate wie Trauben-, Frucht-, Haushalts-, Malz- oder Milchzucker.

Kohlenhydrate dienen dem Körper als schnelle Energielieferanten, beispielsweise für die Gehirnzellen, das Nervensystem und die Muskulatur. Die Kohlenhydratzufuhr dient der direkten energetischen Versorgung des Körpers. Aus überschüssigen Kohlenhydraten können Triglyzeride aufgebaut und in Fettdepots gespeichert werden. Kohlenhydrate haben keinen direkten Einfluss auf den Blutdruck, spielen aber beim Abnehmen eine wichtige Rolle.

!

Ballaststoffe sind nicht verwertbare Kohlenhydrate.

Ballaststoffe Neben den verwertbaren Kohlenhydraten gibt es noch die Gruppe der nicht verwertbaren Kohlenhydrate, die Ballaststoffe. Sie kommen ausschließlich in pflanzlichen Lebensmitteln vor. Ballaststoffhaltige Lebensmittel sind beispielsweise Getreide (Schalenanteil) und daraus hergestellte Produkte wie Vollkornbrot, außerdem Gemüse und Obst.

Pro Tag sollten mit der Nahrung mindestens 30 Gramm Ballaststoffe aufgenommen werden. Ballaststoffe in der Ernährung sorgen für eine gesunde Darmtätigkeit und ein erhöhtes Sättigungsgefühl nach dem Essen, weswegen sie zum Abnehmen ideal sind. Hinzu kommt, dass sie bei der Senkung des Blutcholesterinspiegels hilfreich sein können, sie unterstützen somit die Behandlung von Bluthochdruck.

Ballaststoffreiche Lebensmittel sind Getreideprodukte, Obst, Gemüse und Hülsenfrüchte sowie Ballaststoffkonzentrate (Weizenkleie, Haferkleie oder Plantago-ovata-Samenschalen).
So bauen Sie Ballaststoffe gezielt in Ihre Ernährung ein:

- eine Scheibe Vollkornbrot (45 g) enthält 4 g
- eine Portion Vollkornnudeln (150 g) enthält 6 g
- drei Esslöffel Haferflocken (30 g) enthalten 2 g
- zwei Esslöffel Weizenkleie (20 g) enthalten 10 g
- eine Portion Erbsen (150 g) enthält 8 g
- eine Portion Karotten (150 g) enthält 5 g
- eine Portion Grünkohl (150 g) enthält 5 g
- ein Schälchen rote Johannisbeeren (125 g) enthält 9 g
- ein Apfel (125 g) enthält 3 g
- eine Portion Nüsse (30 g) enthält 3 g

Eiweiße sind wichtig

Die Deutsche Gesellschaft für Ernährung (DGE) empfiehlt für den gesunden Erwachsenen eine tägliche Zufuhr von 0,8 Gramm Eiweiß pro Kilogramm Körpergewicht, das entspricht einem Anteil von zehn bis zwölf Prozent der Gesamtenergiezufuhr. Ältere Menschen sollten auf eine eiweißreiche Kost achten, da lediglich der Energiebedarf, aber nicht der Eiweißbedarf mit zunehmendem Alter sinkt.

!

Eiweiße werden auch Proteine genannt.

Berechnungsbeispiele für die Optimalversorgung:
Mann, 80 kg Körpergewicht:
0,8 g Eiweiß x 80 kg = optimal 64 g Eiweiß/Tag
Frau, 55 kg Körpergewicht:
0,8 g Eiweiß x 55 kg = optimal 44 g Eiweiß/Tag

Fischproteine sind gesundheitsförderlich und Fleischproteinen vorzuziehen.

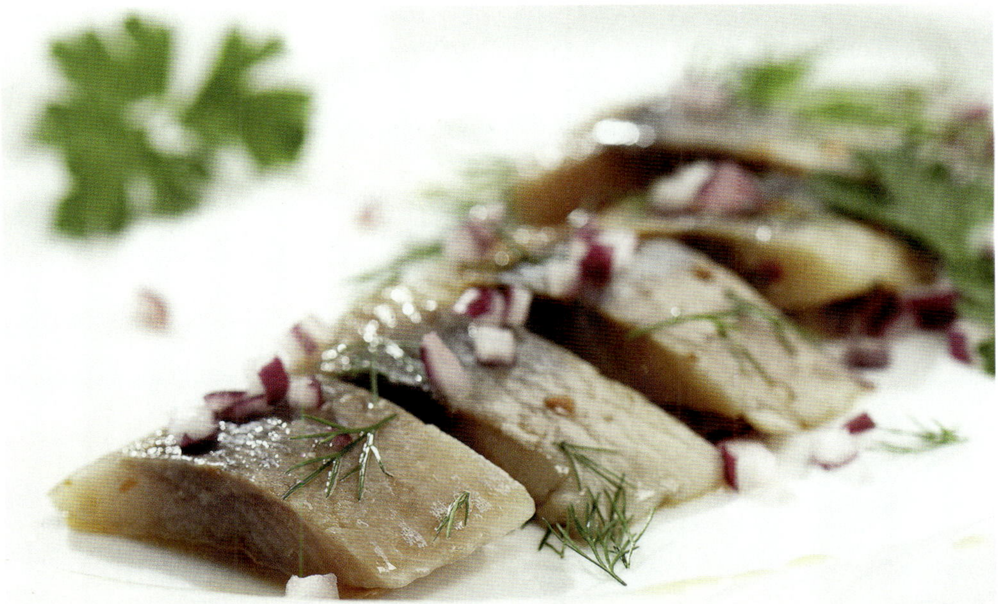

Eiweiß dient dem Körper als wichtiger Baustoff. Aminosäuren sind Bausteine der Proteine und haben neben dem Aufbau der Körpermasse noch andere Funktionen im Körper. Sie sind Bestandteile von Enzymen, Hormonen, Antikörpern in der Immunabwehr, Überträgersubstanzen von Nervenimpulsen und vielem mehr. Aminosäuren senken auch den Blutdruck und sind für die Behandlung des Bluthochdrucks wichtig.

Bei einem Eiweißmangel stehen dem Körper nicht mehr ausreichend Baustoffe zur Verfügung, und der Organismus ist nicht mehr in der Lage, die körpereigenen Eiweißverbindungen aufzubauen. Es kommt zu zahlreichen Stoffwechselstörungen, beispielsweise einer Schwächung des Immunsystems.

Eiweiße haben keinen direkten Einfluss auf den Blutdruck. Grundsätzlich sind jedoch Soja- und Fischproteine gesundheitsförderlich und Fleischproteinen vorzuziehen. Bei der Gewichtsreduktion sind fettarme Milchprodukte, die reich an Eiweiß sind, sinnvoll. Auch Eiprotein ist sehr hochwertig, und das im Eidotter enthaltene Cholesterin ist ungefährlich.

Eiweißreiche Lebensmittel sind Fleisch und Wurstwaren, Fisch, Milch- und Milchprodukte, Eier, Hülsenfrüchte und Sojaprodukte.

So bauen Sie Eiweiß gezielt in Ihre Ernährung ein:

- eine Portion rohe Putenbrust (150 g) enthält 36 g
- ein kleines Päckchen Magerquark (125 g) enthält 17 g
- ein Hühnerei enthält 7 g
- eine Scheibe Bierschinken (30 g) enthält 5 g
- eine Scheibe Weizenmischbrot (50 g) enthält 4 g
- eine mittelgroße Kartoffel (80 g) enthält 2 g

L-Arginin tut dem Herzen gut Arginin ist ein körpereigener Eiweißbaustein, der in vielen Lebensmitteln wie Milchprodukten, Fleisch, Geflügel oder Fisch enthalten ist. Bei verschiedenen Abläufen in unserem Körper spielt Arginin (auch als L-Arginin bezeichnet) eine wichtige Rolle, etwa bei der Zellteilung, der Wundheilung und der Entgiftung des Körpers.

In den letzten Jahren haben Mediziner in verschiedenen Studien herausgefunden, dass der Eiweißbaustein L-Arginin wichtig für die Behandlung von Herz-Kreislauf-Erkrankungen ist. Es konnte gezeigt werden, dass Arginin den Ablagerungen und Entzündungen in den Gefäßen entgegenwirkt und durch Weitung der Gefäße die Durchblutung im gesamten Körper verbessert.

Zur Blutdrucksenkung werden etwa vier bis zwölf Gramm L-Arginin pro Tag empfohlen. Unsere durchschnittliche tägliche Argininzufuhr beträgt etwa fünf Gramm. Eine sehr gute Argininquelle ist das Nussprotein, denn schon 100 Gramm Haselnüsse enthalten 17 Gramm Arginin. Aber auch Fleisch-, Fisch- und Sojaprotein enthalten mit 7,5 Gramm pro 100 Gramm viel Arginin. Ebenso gut kann sich der Gehalt an Arginin aus Getreideproteinen sehen lassen: 100 Gramm Weizenkeimprotein enthalten 8,7 Gramm Arginin, Vollreisprotein 8,3 Gramm Arginin. Mit einer gemischten Kost wird also ausreichend Arginin aufgenommen.

Auf das richtige Fett kommt es an

!

Fette sind für uns lebenswichtig.

Nahrungsfette sind wichtige Energielieferanten für unseren Organismus. Sie liefern dem Körper mehr als doppelt so viel Energie wie Eiweiß und Kohlenhydrate. Neben ihrer Funktion als Energielieferanten sind Fette Träger der fettlöslichen Vitamine sowie von Geschmacks- und Aromastoffen. Letztere machen die Fette und daraus hergestellte Speisen zu beliebten Lebensmitteln.

Fette bestehen hauptsächlich aus Fettsäuren. Bei den Fettsäuren unterscheidet man zwischen gesättigten Fettsäuren, Transfettsäuren sowie einfach und mehrfach ungesättigten Fettsäuren (inklusive Omega-3-Fettsäuren und Omega-6-Fettsäuren). Die mehrfach ungesättigten Fettsäuren bezeichnet man auch als essentielle (lebensnotwendige) Fettsäuren, beispielsweise die Omega-3-Fettsäuren Linolsäure und alpha-Linolensäure, da sie der Körper nicht selbst herstellen kann.

Wie bereits beschrieben, sollte mit der Nahrung höchstens 30 Prozent der Gesamtenergiemenge in Form von Fetten, überwiegend pflanzlichen Ursprungs, zugeführt werden. Die DGE-Empfehlung lautet, davon zehn Prozent aus gesättigten, sieben bis zehn Prozent aus mehrfach ungesättigten und zehn bis 13 Prozent der Gesamtfettmenge aus einfach ungesättigten Fettsäuren zuzuführen.

Omega-3-Fettsäuren, z. B. in Rapsöl, sind in der Lage, den Blutdruck zu optimieren.

Einfach ungesättigte Fettsäuren sind beispielsweise in Oliven- oder Rapsöl, mehrfach ungesättigte Fettsäuren beispielsweise in Maiskeim- oder Distelöl, gesättigte Fettsäuren hauptsächlich in tierischen Fetten, wie beispielsweise in Fleisch, Milch und Milch-

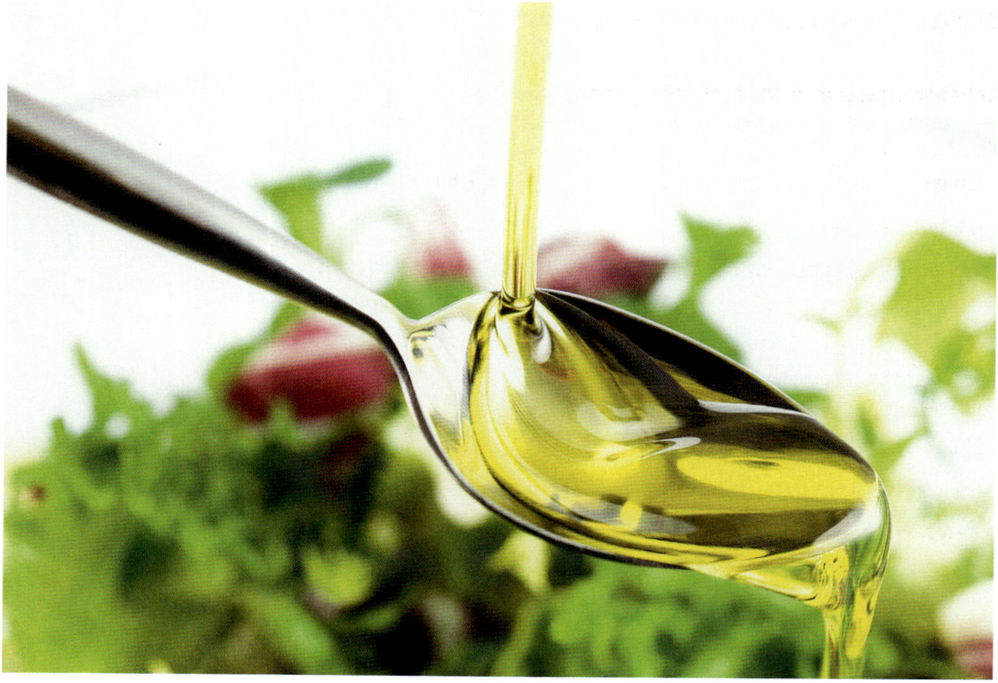

produkten, aber auch in pflanzlichen Fetten wie Kokosfett enthalten.

Reich an Omega-3-Fettsäuren sind fetter Seefisch (Sardine, Lachs, Thunfisch, Hering oder Makrele), Fischöle, Rapsöl, Leinöl und Algen sowie grünes Blattgemüse (Spinat, Salat). Reich an Omega-6-Fettsäuren sind bestimmte Pflanzen, Samen und Pflanzenöle. Da Omega-3-Fettsäuren in der Lage sind, den Blutdruck zu optimieren, sollten Bluthochdruckpatienten regelmäßig Seefisch verzehren. Omega-3-Fettsäuren werden unverändert vom Körper aufgenommen, sie schützen Herz und Gefäße.

Experten empfehlen die Aufnahme von 300 bis 400 Milligramm Omega-3-Fettsäuren pro Tag. Um therapeutisch wirksame Mengen an Omega-3-Fettsäuren aufzunehmen, müssten wöchentlich mindestens zwei Fischmahlzeiten mit jeweils 150 bis 200 Gramm Seefisch verzehrt werden.

Lebensmittel mit reichlich Omega-3-Fettsäuren

LEBENSMITTEL	g/100 g	kcal/100 g
Kaviar	1,85	259
Heilbutt, geräuchert	1,54	186
Matjeshering, gesalzen	1,53	282
Thunfisch, gebraten	1,25	253
Sprotte	1,05	215
Bückling	1,02	217
Makrele, gegart	0,94	210
Heringsfilet in Tomatensoße	0,77	184
Bismarckhering, Konserve, abgetropft	0,71	180

Nahrungsmittel mit einem hohen Gehalt an ungesunden Fetten

1 PORTION	ENERGIEGEHALT IN kcal	FETTGEHALT IN g
Pizza (400 g)	1260	52
Kartoffelchips (1 Tüte, 200 g)	1070	79
Croissant	350	24
Eiskaffee (250 ml)	570	55
Vollmilchschokolade (100 g)	520	32
Bratwurst (150 g)	475	46
Döner Kebab, Gyros (200 g)	456	16
Cheeseburger (150 g)	420	21
Pommes frites (150 g)	416	26
Cremetorte (1 Stück)	316	19
Twix (1 Päckchen)	288	14
Avocado (120 g)	260	28
Mars (1 Riegel)	262	10
Bratkartoffeln (150 g)	248	18
Eis (2 Kugeln)	188	9
Nuss-Nugat-Creme (1 TL)	104	6
Salami (30 g)	108	9
Camembert 60 % (30 g)	94	8
Butter, Margarine (1 TL)	37	4

Vorsicht vor Transfettsäuren Zahlreiche Nahrungsmittel enthalten viel Fett, noch dazu die schädlichen Transfettsäuren, die die Menge des schädlichen LDL-Cholesterins erhöhen und das gute HDL-Cholesterin reduzieren. Man findet sie zum Beispiel in Margarinesorten, die gehärtete Fette enthalten – selbst einige als Diätmargarinen angepriesene Sorten beinhalten diese schädlichen Fette. Mit gehärteten Fetten hergestellte Produkte wie Pommes frites, Chips, aber auch Fertigsoßen weisen häufig einen hohen Anteil an Transfettsäuren auf. Gerade Fast-Food-Produkte, bei denen gehärtete Pflanzenfette Verwendung finden, weisen hohe Mengen dieser schädlichen Fette auf.

Kalium und Natrium

Kalium senkt den Blutdruck In einer blutdrucksenkenden Ernährung spielen vor allem Natrium (siehe Seite 40) und Kalium eine Rolle. Kalium ist ein wichtiger Gegenspieler von Natrium, es schwächt seine blutdrucksteigernde Wirkung ab. Die blutdruck-

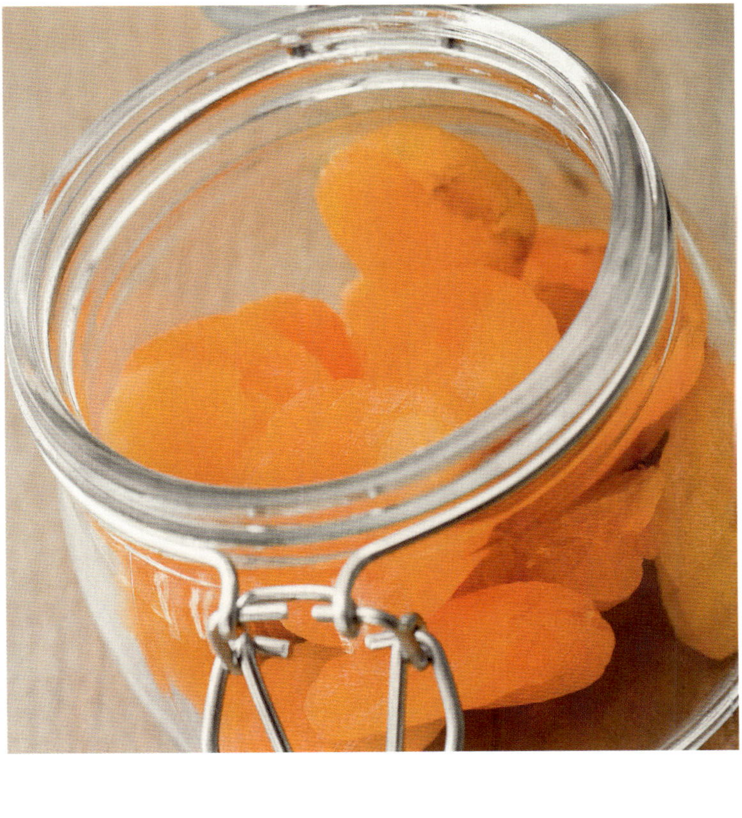

Getrocknete Aprikosen enthalten sehr viel wertvolles Kalium.

!

Eine erhöhte Kaliumzufuhr sollte nicht bei Niereninsuffizienz sowie einer Therapie mit kaliumsparenden Diuretika oder ACE-Hemmern erfolgen.

gesunde Ernährung sollte deswegen mindestens drei bis vier Gramm Kalium täglich enthalten. Kalium steckt vor allem in Obst und Gemüse.

Kaliumreiche Nahrungsmittel

LEBENSMITTEL	mg/100 g
getrocknete Aprikosen	1300
weiße Bohnen	1300
Erbsen	940
Rosinen	860
Datteln	650
Spinat	600
Avocado	500
Banane	480
Grünkohl	440
Rindfleisch	425
Champignons	420
Kartoffeln	410
Brokkoli	400
Rosenkohl	400
Makrele	400

Natrium erhöht den Blutdruck Wichtig ist bei Bluthochdruck, die Zufuhr von Kochsalz (Natriumchlorid) einzuschränken: Sie sollte unter fünf bis sechs Gramm täglich liegen. Menschen, die unter Bluthochdruck leiden, sollten deshalb stark gesalzene Produkte wie gesalzenes Gebäck oder Fleisch- und Wurstwaren meiden und statt Salz frische Kräuter, Zwiebel, Paprika usw. verwenden, um das Essen schmackhaft zu machen. Hypertoniker, die mit ACE-Hemmern behandelt werden, sollten auf salzreiche Nahrungsmittel sogar ganz verzichten, da sonst die Medikamente unzureichend wirken. Gerade bei älteren Menschen kann durch Kochsalzeinsparungen oft sehr erfolgreich der Blutdruck gesenkt werden.

Besonders sollten Sie auf versteckte „Salzbomben" achten: Einige Lebensmittel enthalten viel Kochsalz, ohne dass man es unbedingt herausschmecken kann. Daher ist es anfangs empfehlenswert, sich den Kochsalzgehalt von verschiedenen Lebensmitteln (das gilt insbesondere auch für Mineralwasser) zu vergegenwärtigen. Bei vielen Lebensmitteln wird allerdings nur der Natriumgehalt in der Etikettierung angegeben. Da 1 Gramm

Die Zufuhr von Kochsalz (Natriumchlorid) sollte unter sechs Gramm täglich liegen.

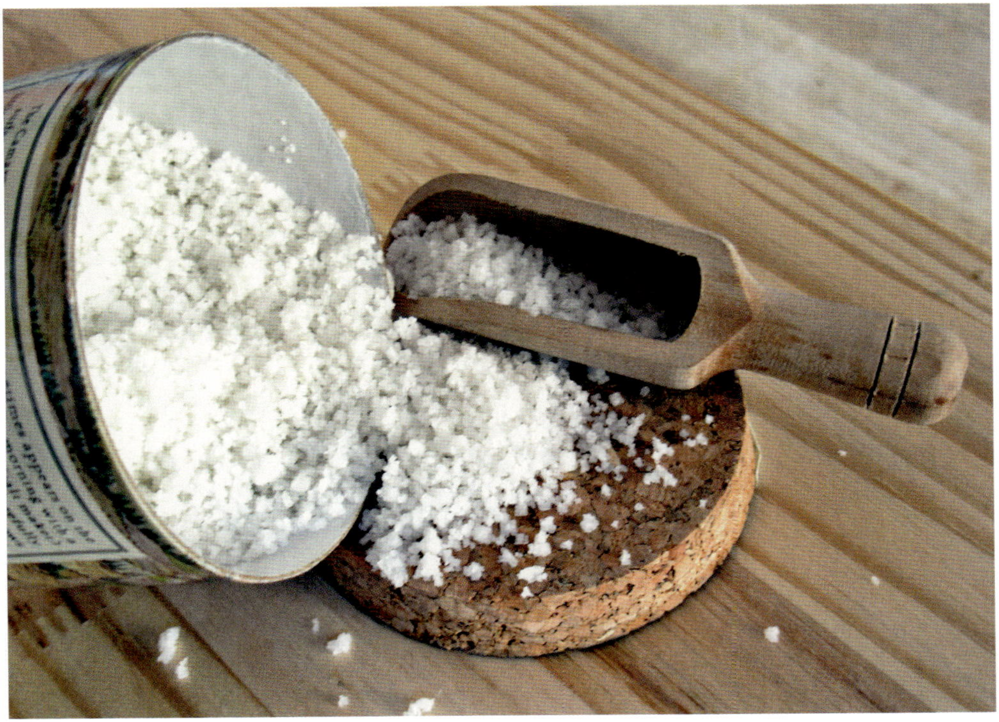

Kochsalz 0,4 Gramm Natrium enthält, kann man den Kochsalzgehalt durch den Natriumgehalt errechnen. Dazu muss man einfach die Natriummenge mit 2,5 multiplizieren.

Natriumreiche Lebensmittel

LEBENSMITTEL	mg/100 g	kcal/100 g
Speisesalz	38850	0
Bratensoße, Trockenpulver	25000	149
Brühwürfel	25000	149
Sardelle, gesalzen	6451	95
Sojasoße, Fertigprodukt	5720	70
Oliven, schwarz, gesäuert	3288	353
Matjeshering, gesalzen	2692	282
Schweinefleisch, gepökelt, geräuchert	2479	140
Lachsschinken, roh, geräuchert	2473	116
Kasseler	2470	172
Salzstangen	1790	347
Knabbergebäck	1790	347
Salzgebäck	1790	347
Gorgonzola	1400	357
Mettwurst	1305	365
Schafskäse	1300	237
Senf	1250	86
Salami	1228	360

Die richtige Lebensmittelauswahl:
So sparen Sie Salz ein

SALZARME NAHRUNGSMITTEL	SALZREICHE NAHRUNGSMITTEL
salzarme Spezialprodukte, Frischfleisch	Wurstwaren (z. B. Schinken)
Frischfisch, Frischgeflügel, Eier	Salzhering, Matjes
Gemüse	Käse, Sauermilchkäse, Soleier
Obst	Snacks, Chips
Kartoffeln	Pommes Frites
Zucker, Honig, Sirup, Konfitüre, Marmelade	natriumreiche Mineralwässer Gemüsesäfte (gesalzen)
Wasser, Kaffee, Tee, Wasser, Obstsaft, Nüsse	Erdnüsse, Pistazien (gesalzen)
Getreide und Getreideprodukte (z. B. Brot, Reis und Nudeln)	Fertiggerichte, Fertigsoßen, Fertigsuppen, Würzmittel (Maggi besteht zu 40–60 % aus Natrium)
Butter, Margarine, Öl	gesalzene Butter, Kräuterbutter, Knoblauchbutter

Magnesium

Zahlreiche Studien zeigten, dass bei einem Teil der Bluthochdruckpatienten ein Mangel an dem Mineralstoff vorliegt; dieses Defizit fördert die Gefäßverengung und steigert so den Blutdruck. Wenn Sie genügend Magnesium zu sich nehmen, kann sich das sowohl auf grenzwertigen als auch auf einen manifesten Bluthochdruck positiv auswirken.

Magnesium findet sich vor allem in Hülsenfrüchten, Kiwi, Erdnüssen und Vollkornprodukten. Leider haben diese Nahrungsmittel oft auch viele Kalorien. Wer viel Fleisch konsumiert oder viel Sport treibt, hat übrigens einen erhöhten Magnesiumbedarf.

Richtig trinken

Viel trinken ist für jeden gleichermaßen wichtig: Unser Flüssigkeitsbedarf liegt bei 20 bis 40 Milliliter pro Kilogramm Körpergewicht, das entspricht 1,5 bis zwei Liter beim Erwachsenen.

Den Bedarf an Flüssigkeit sollten Sie mit zucker- und alkoholfreien Getränken wie Kräutertee, Saft und Wasser decken. Aber Achtung: Wenn Sie gerne Mineralwasser trinken, sollten Sie auf den Kochsalzgehalt achten. Dieser sollte unter 20 Milligramm pro Liter liegen.

Weniger Alkohol ist mehr! Zwischen starkem Alkoholkonsum und der Entstehung von Hypertonie sowie einem erhöhten Risiko für einen Schlaganfall besteht ein klarer Zusammenhang. Alkohol vermindert zudem die Wirkung der Bluthochdruck-Therapie.

Hinzu kommt, dass Alkohol oft nicht unwesentlich zum Übergewicht beiträgt. Ein halber Liter Bier (Pils) hat etwas mehr als 200 Kilokalorien, 0,25 Liter Wein liefert etwa 160 Kilokalorien. Ungeachtet der Kalorien können Alkoholmengen, die darüber liegen, Gesundheitsschäden, z. B. Leberschäden, verursachen. Außerdem kann Alkohol abhängig machen.

Mäßiger Alkoholgenuss, besonders bestimmter Rotweinsorten, kann einer Erkrankung der Herzkranzgefäße entgegenwirken – unter anderem werden bestimmte Stoffe, die im Wein vorkommen, sogenannte Polyphenole, dafür verantwortlich gemacht. Diese günstigen Effekte sollen sich auf den Fettstoffwechsel, die Blutgerinnung, eine Gefäßerweiterung u. a. auswirken. Da Alkohol allerdings den Blutdruck steigert, kann regelmäßiger Alkoholkonsum für Bluthochdruckkranke nicht empfohlen werden.

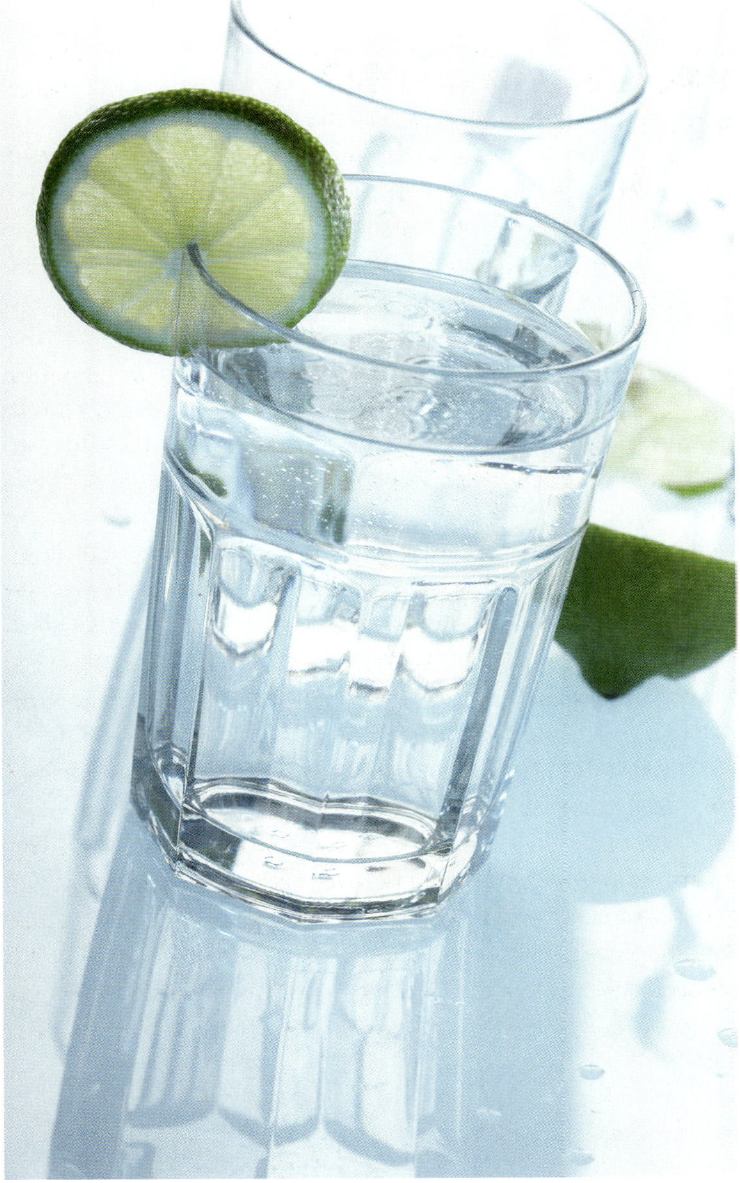

Der Salzgehalt von Mineralwasser sollte unter 20 Milligramm pro Liter liegen.

11 Tipps für das tägliche Leben

1 Drei bis fünf Obst- und Gemüseportionen am Tag gehören zu einer gesunden und blutdrucksenkenden Kost. Eine Portion entspricht ca. 150 Gramm. Gemüse und Obst sind reich an Vitaminen und dabei kalorienarm – somit zum Abnehmen ideal. Wegen der hohen Ballaststoffmenge tritt ein Sättigungsgefühl bei geringer Kalorienmenge ein. Mit zwei Gemüseportionen mittags als Beilage, einem Salat zum Abendessen und zwei Obststücken über den Tag verteilt lassen sich leicht fünf Einheiten am Tag erreichen.

2 Verwenden Sie Streich- und Bratfett sparsam. Im Salat dagegen sind ein bis zwei Esslöffel z. B. Rapsöl günstig, damit die fettlöslichen Vitamine aufgenommen werden können. Vorsicht ist bei fertigen Salatdressings geboten, da die meisten Salatsaucen fett- und kalorienreich sind. Ein Joghurtdressing oder ein bis zwei Esslöffel Olivenöl und Essig sind gute Alternativen.

3 Achten Sie auch bei der Zubereitung auf die verwendete Fettmenge. Bei der Fleischzubereitung kann nochmals deutlich Fett gespart werden, indem anstelle des Bratens mit viel Fett oder Öl das Fleisch lieber im Ofen, im Grill, im Tontopf oder in einer beschichteten Pfanne mit wenig Fett zubereitet wird. Fisch kann ebenfalls fettarm gedünstet werden.

4 Decken Sie Ihren Flüssigkeitsbedarf mit zuckerfreien, kalorienarmen Getränken. Denn viele Kalorien und einfache Zucker werden häufig mit den täglich konsumierten Getränken eingenommen. Wer überwiegend zuckerhaltige Säfte, Limonade oder Cola trinkt, kommt leicht auf zusätzliche 300 bis 400 Kilokalorien pro Tag. Mineralwasser, Tee und Saftschorlen sind gesunde Alternativen. Trinken Sie mindestens zwei Liter täglich, in der Zeit des Abnehmens wenn möglich sogar drei Liter.

5 Süßigkeiten und Knabbereien wie Chips enthalten viele Kalorien sowie oft die schädlichen Transfettsäuren und sollten die

Ausnahme bleiben, vor allem in der Zeit des Abnehmens. Eine gute Alternative sind Trockenfrüchte, die darüber hinaus viel Kalium enthalten.

6 Zwei Fischmahlzeiten pro Woche liefern Ihnen auf gesunde Weise Eiweiß, Omega-3-Fettsäuren und viele weitere wertvolle Nährstoffe.

7 Bauen Sie ballaststoffreiche Nahrungsmittel fest in Ihren Ernährungsplan ein. Täglich 35 Gramm Ballaststoffe sind empfehlenswert. Eine ausreichende Menge Ballaststoffe nehmen Sie auf, wenn Sie Ihren Obst- und Gemüseverzehr wie in Tipp 1 empfohlen einhalten. Zu den ballaststoffreichen Nahrungsmitteln zählen außerdem Vollkornbrot, Haferflocken, Müsli, Linsen und Hülsenfrüchte. Auf eine ausreichende Flüssigkeitsmenge ist dabei zu achten, um das Quellen der Ballaststoffe im Darm zu ermöglichen. Wird zu wenig Flüssigkeit getrunken, entziehen die Ballaststoffe dem Darm Flüssigkeit, mit der Folge, dass es zu Verstopfung kommt.

8 Schränken Sie Ihren Alkoholkonsum ein. Männer sollten allerhöchstens 0,5 Liter Bier oder 0,5 Liter Wein täglich trinken, Frauen maximal 250 ml Bier oder 150 ml Wein. Allerdings nicht regelmäßig, sondern nur zu besonderen Anlässen, vor allem wenn Sie abnehmen wollen.

9 Bauen Sie kaliumhaltige Nahrungsmittel (siehe Übersicht S. 40) in Ihren Ernährungsplan ein.

10 Sorgen Sie für Entspannung, nehmen Sie Druck aus Ihrem Leben. Autogenes Training, Yoga, Meditation – es gibt viele Wege. Sicherlich gibt es auch einen Kurs in Ihrer Umgebung.

11 Bewegen Sie sich ausreichend an der frischen Luft, treiben Sie regelmäßig Sport. Das unterstützt Sie nicht nur bei der Gewichtsabnahme, sondern hält Sie auch fit und leistungsfähig.

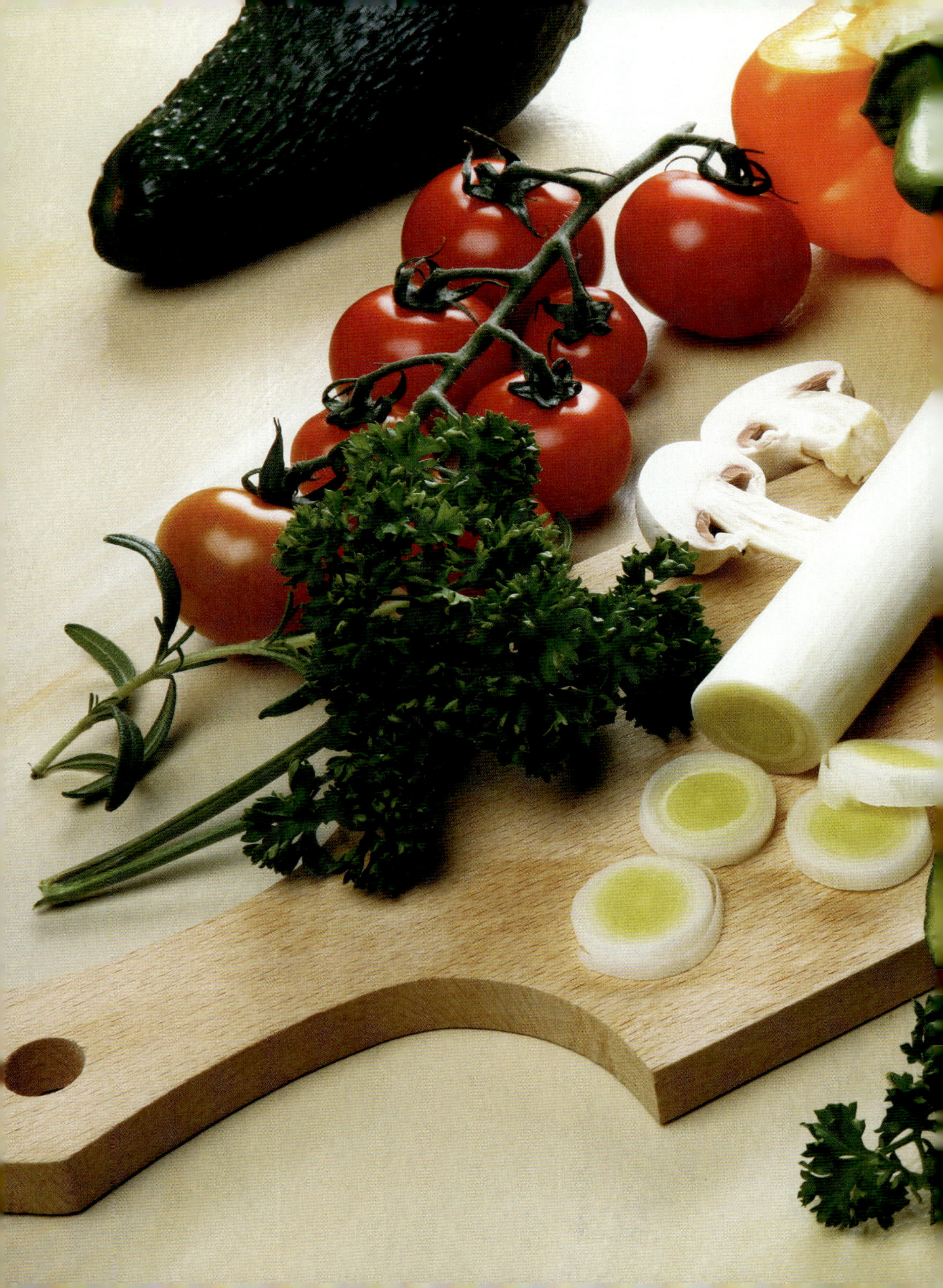

LECKERE REZEPTE GEGEN BLUTHOCHDRUCK

EL	=	Esslöffel
F.i.Tr.	=	Fettgehalt in der Trockenmasse
g	=	Gramm
geh.	=	gehackt
gem.	=	gemahlen
getr.	=	getrocknet
ger.	=	gerieben
kcal	=	Kilokalorien
kg	=	Kilogramm
kJ	=	Kilojoule (4,18 Kilojoule = 1 Kilokalorie)
mg	=	Milligramm
ml	=	Milliliter
Msp.	=	Messerspitze
Pck.	=	Päckchen
TL	=	Teelöffel

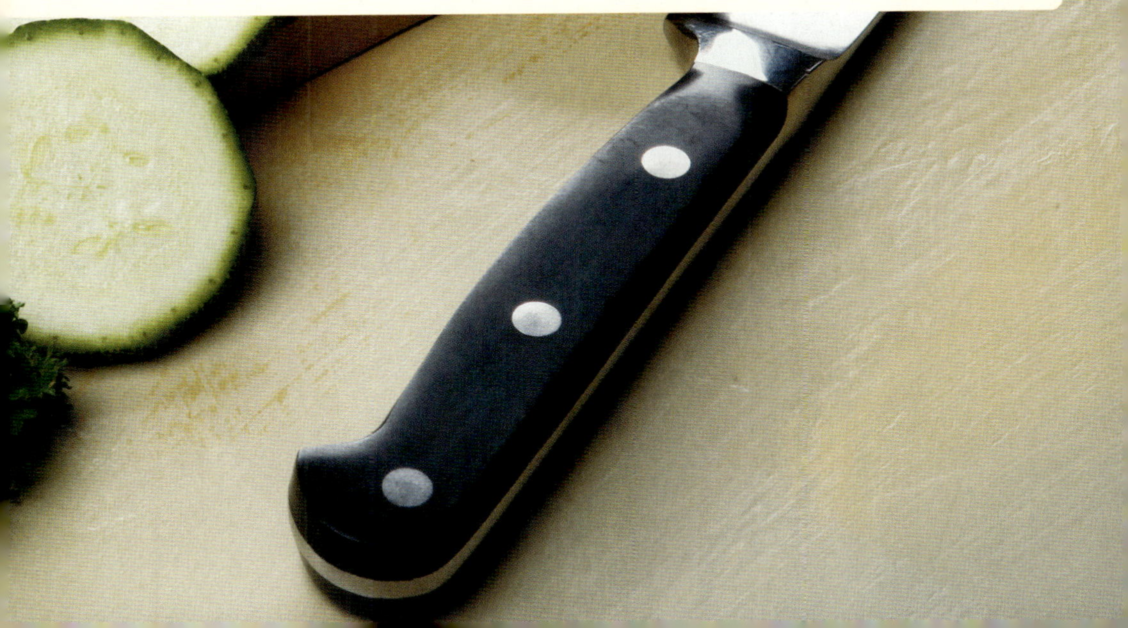

LECKERE FRÜHSTÜCKE

Vollkornbrötchen mit Frühlingsquark

Mit vielen gesunden Kräutern

Zubereitungszeit: 15 Minuten

Eine Portion enthält:

182 kcal/761 kJ	69 mg Magnesium
13 g Eiweiß	256 mg Kalium
1 g Fett	701 mg Natrium
29 g Kohlenhydrate	

Zutaten für 2 Portionen

4 gehäufte EL Magerquark
1 Schuss Mineralwasser
2 Zweige Petersilie
2 Zweige Dill
½ Bund Schnittlauch
½ kleine blaue Zwiebel
etwas Pfeffer
1 Prise Salz
2 Vollkornbrötchen

Zubereitung

1 Quark mit Mineralwasser cremig rühren. Kräuter waschen und trocknen. Petersilie und Dill von den Stängeln zupfen und die Blättchen fein hacken. Schnittlauch in feine Röllchen schneiden. Zwiebel schälen und in feine Würfel schneiden.

2 Quark mit Kräutern und Zwiebelwürfeln vermengen und mit Pfeffer und wenig Salz würzen.

3 Die Brötchen halbieren und den Frühlingsquark auf den Brötchenhälften verteilen.

TIPPS & HINWEISE

Variieren Sie die Kräuterauswahl nach Lust und Laune oder nach dem, was Ihr Kräutergarten gerade hergibt. Sehr lecker schmeckt der Quark auch mit Kresse, Kerbel, Bärlauch oder Sauerampfer.

Lachs-Vollkornbrötchen

Mit Omega-3-Fettsäuren

Zubereitungszeit: ca. 10 Minuten

Eine Portion enthält:

270 kcal/1128 kJ	80 mg Magnesium
15 g Eiweiß	347 mg Kalium
11 g Fett	448 mg Natrium
27 g Kohlenhydrate	

Zutaten für 2 Portionen

50 g Räucherlachs

2 gehäufte EL Meerrettich-Frischkäse

2 Vollkornbrötchen

¼ Salatgurke (ca. 120 g)

Zubereitung

1 Den Räucherlachs mit einem Messer hacken und unter den Frischkäse mischen.

2 Die Brötchen aufschneiden, etwas Brotkrume herauszupfen, mit dem Frischkäsemix mischen. Die Brötchenhälften damit füllen und zusammenklappen.

3 Das Gurkenstück waschen und der Länge nach vierteln. Die Gurkensticks zu den Brötchen essen.

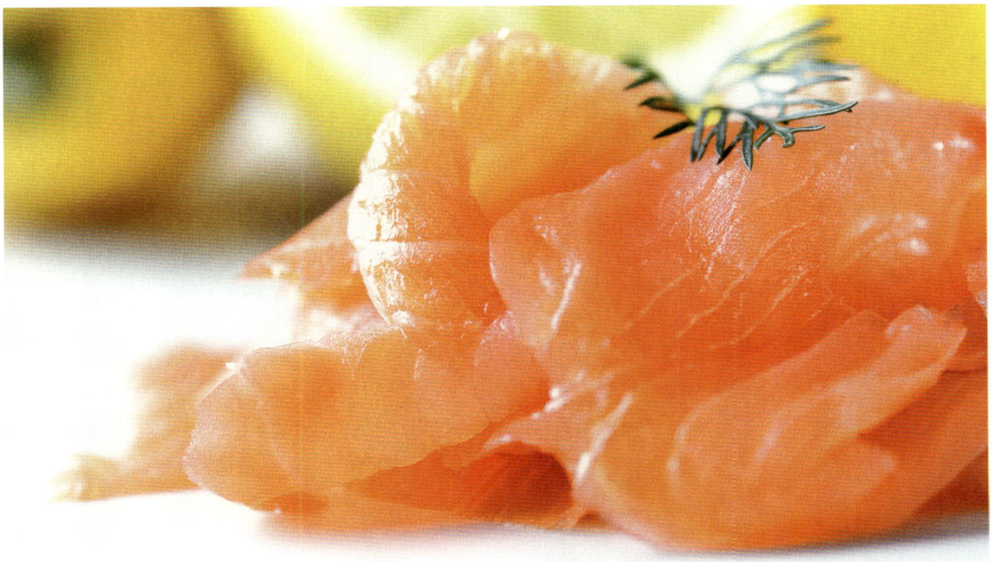

Sonnenblumenbrot mit Avocado und Apfel

Geht schnell, sehr kaliumreich

Zubereitungszeit: ca. 15 Minuten

Eine Portion enthält:

418 kcal/1747 kJ	83 mg Magnesium
8 g Eiweiß	980 mg Kalium
25 g Fett	281 mg Natrium
36 g Kohlenhydrate	

Zutaten für 2 Portionen

2 gehäufte TL Magerquark
1 TL Schnittlauchröllchen
etwas Pfeffer
1 reife mittlere Avocado
1 kleiner Apfel
2 TL Zitronensaft
2 Scheiben Sonnenblumen-Vollkornbrot
1 Grapefruit
etwas flüssiger Süßstoff

Zubereitung

1 Quark mit Schnittlauchröllchen und Pfeffer abschmecken.

2 Avocado halbieren, Kern entfernen, Avocado schälen und in schmale Scheiben schneiden. Avocadoscheiben mit 1 TL Zitronensaft beträufeln und kurz zur Seite stellen.

3 Apfel waschen, halbieren und das Kerngehäuse entfernen. Ebenfalls in schmale Scheiben schneiden und mit restlichem Zitronensaft beträufeln.

4 Brotscheiben mit Schnittlauchquark bestreichen, Avocado- und Apfelspalten auf den Broten verteilen und gleich servieren.

5 Grapefruit halbieren und mit einigen Spritzern flüssigem Süßstoff süßen.

Bananen-Vanille-Aufstrich

Geht schnell, kaliumreich

Zubereitungszeit: 5 Minuten

Eine Portion enthält:

120 kcal/502 kJ
5 g Eiweiß
0 g Fett
23 g Kohlenhydrate
41 mg Magnesium
444 mg Kalium
13 mg Natrium

Zutaten für 2 Portionen

2 mittlere Bananen
1 EL Zitronensaft
2 gehäufte EL Magerquark
½ Vanilleschote

Zubereitung

1 Bananen schälen, mit einer Gabel zerdrücken und Zitronensaft über das Bananenmus gießen.

2 Bananenmus mit dem Quark vermischen. Vanilleschote der Länge nach aufschlitzen und das Mark herauskratzen. Mark unter das Bananen-Quark-Mus rühren.

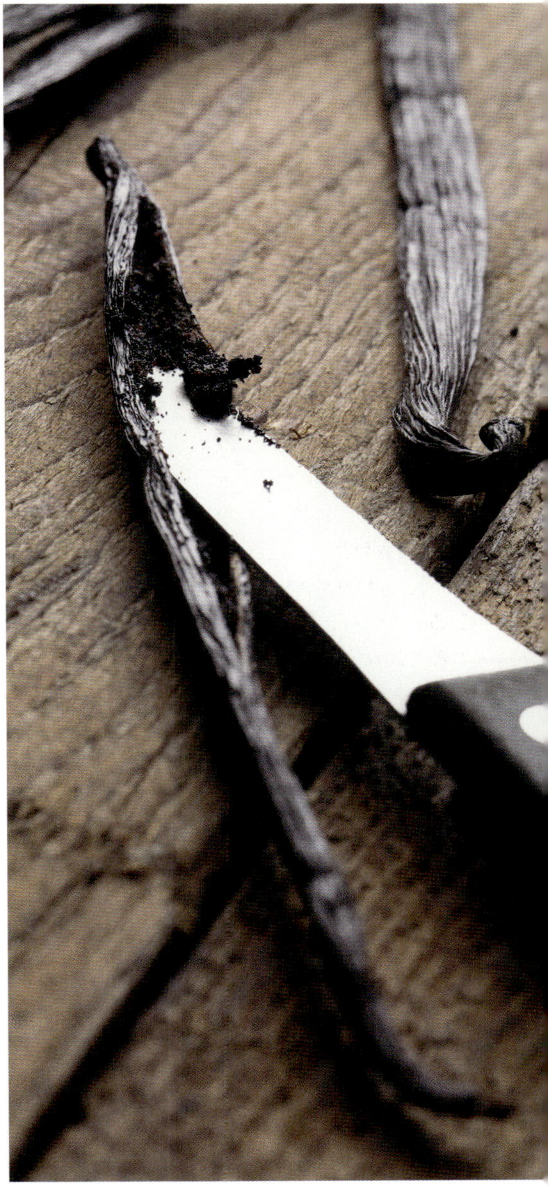

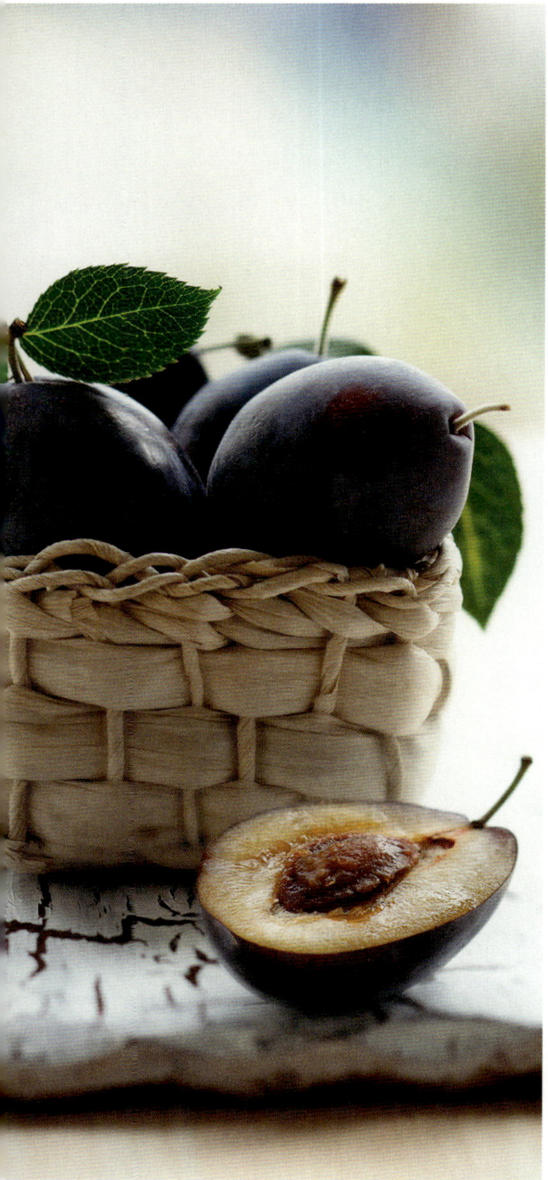

Pflaumenquark

Ballaststoffreich mit getrockneten Pflaumen

Zubereitungszeit: 10 Minuten
Einweichzeit: 12 Stunden

Eine Portion enthält:

255 kcal/1066 kJ	42 mg Magnesium
18 g Eiweiß	789 mg Kalium
1 g Fett	56 mg Natrium
41 g Kohlenhydrate	

Zutaten für 2 Portionen

10 getr. Pflaumen
250 g Magerquark
1 EL Honig
¼ TL Zimt

Zubereitung

1 Pflaumen über Nacht in etwas Wasser einweichen. Am nächsten Tag die Pflaumen mit dem Einweichwasser aufkochen und abkühlen lassen.

2 Quark mit Honig und etwas Pflaumensud glatt rühren. Quark mit Zimt abschmecken und die abgetropften und grob zerkleinerten Pflaumen unter den Quark mengen.

TIPPS & HINWEISE

Auch andere getrocknete Früchte eignen sich zur Herstellung fruchtiger Quarkaufstriche. Probieren Sie einmal getrocknete Aprikosen, Feigen oder Datteln als Zugabe zum Quark.

Ananas-Joghurt mit Bananen und Walnüssen

Geht schnell, kaliumreich

Zubereitungszeit: ca. 15 Minuten

Eine Portion enthält:

282 kcal/1177 kJ	80 mg Magnesium
8 g Eiweiß	793 mg Kalium
9 g Fett	78 mg Natrium
40 g Kohlenhydrate	

Zutaten für 2 Portionen

½ Zitrone
1 Banane (ca. 200 g)
1 Stück Ananas (100 g Fruchtfleisch)
1 gehäufter EL Walnüsse
2 TL flüssiger Honig
2 Becher Joghurt, 1,5 % Fett (300 g)
½ Msp. Zimt

Zubereitung

1 Zitronenhälfte auspressen. Banane schälen, in Scheiben schneiden und mit 1 TL Zitronensaft beträufeln. Ananas schälen, das Fruchtfleisch in Stücke schneiden. Fruchtstücke in einer kleinen Schüssel vermengen.

2 Walnüsse grob hacken.

3 Restlichen Zitronensaft, Honig, Joghurt und Zimt verrühren. Über die Früchte geben und mit gehackten Nüssen bestreut servieren.

Schlemmermüsli

Ballaststoffreich mit Körnern und Trockenobst

Zubereitungszeit: 15 Minuten
Einweichzeit: 12 Stunden

Eine Portion enthält:

244 kcal/1020 kJ	59 mg Magnesium
8 g Eiweiß	592 mg Kalium
3 g Fett	106 mg Natrium
45 g Kohlenhydrate	

Zutaten für 2 Portionen

- 2 gehäufte EL Getreidekörner
- 2 Becher Joghurt, 1,5 % Fett (300 g)
- 1 EL Ahornsirup
- 2 getr. Feigen
- 2 getr. Datteln
- 1 Birne
- 1 EL Zitronensaft

Zubereitung

1 Körner am Vorabend grob schroten und mit etwas Wasser zu einem geschmeidigen Brei verrühren. Zugedeckt über Nacht stehen lassen.

2 Joghurt mit Ahornsirup verrühren. Feigen und Datteln in kleine Würfel schneiden.

3 Birne waschen, halbieren, entkernen und in Würfel schneiden. Sofort mit Zitronensaft beträufeln.

4 Joghurt mit Getreideschrot und vorbereiteten Obstwürfeln vermischen und sofort servieren.

TIPPS & HINWEISE

Wer keine Getreidemühle besitzt, kann sich das Getreide im Reformhaus auch schroten lassen. Das Rezept schmeckt auch lecker mit Getreideflocken, z. B. Hafer-, Roggen- oder Weizenflocken.

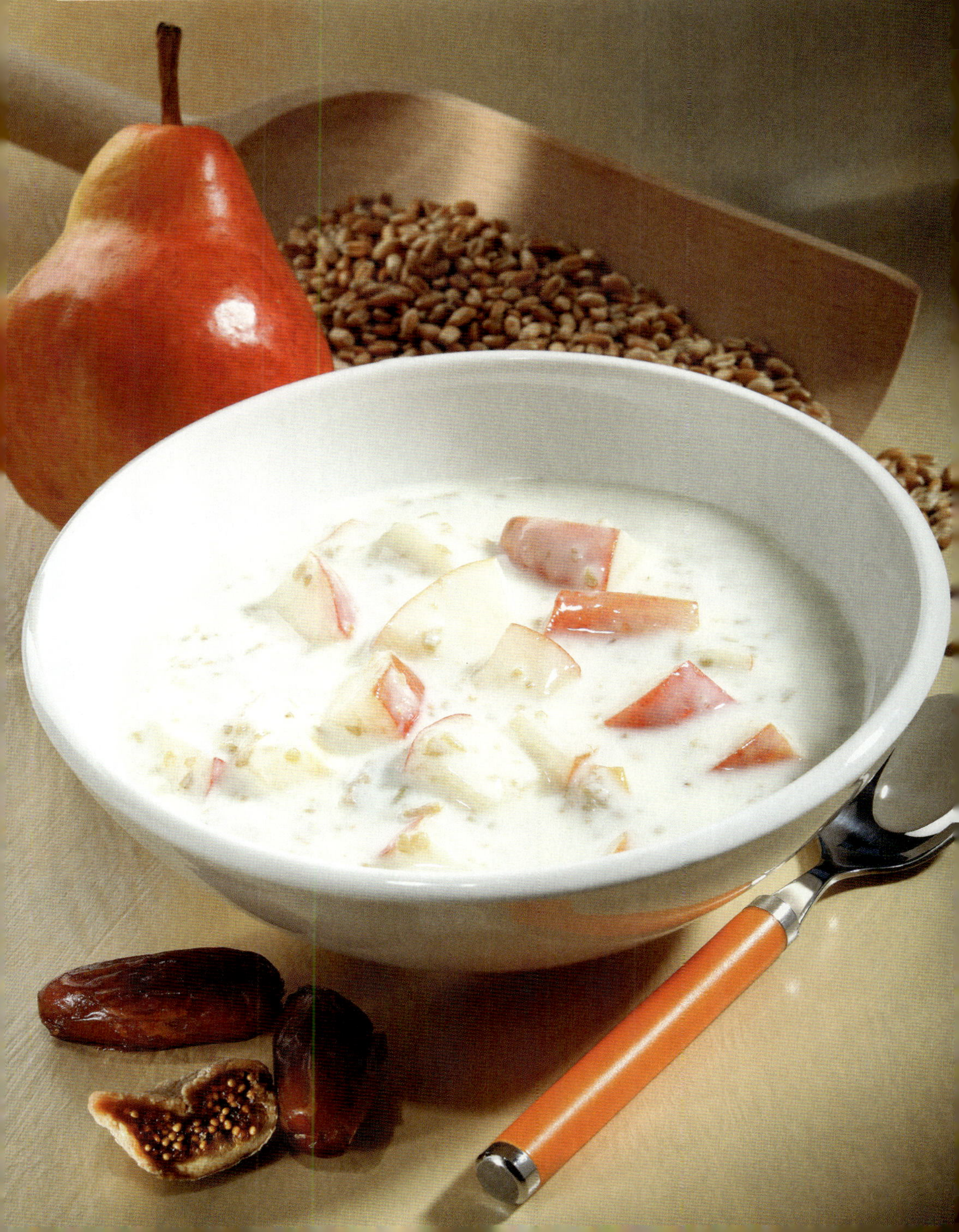

Vitamin-Drink I

Mit exotischen Früchten

Zubereitungszeit: 10 Minuten

Eine Portion enthält:

126 kcal/527 kJ	39 mg Magnesium
2 g Eiweiß	457 mg Kalium
1 g Fett	7 mg Natrium
24 g Kohlenhydrate	

Zutaten für 2 Portionen

2 Orangen
1 Grapefruit
2 Kiwis
½ Mango

Zubereitung

1 Orangen und Grapefruit auspressen. Kiwis und Mango schälen, zerkleinern und mit einem Pürierstab fein mixen. Orangen-Grapefruit-Saft zum Fruchtmus geben und nochmals kurz durchmixen.

2 Getränke in zwei Gläser füllen und sofort servieren.

TIPPS & HINWEISE

Falls Ihnen der Drink zu fest ist, gießen Sie einfach etwas eiskaltes Mineralwasser in den Mixer und mixen nochmals kräftig durch.

Vitamin-Drink II

Mit Apfelmus und Weizenkeimen

Zubereitungszeit: ca. 5 Minuten

Eine Portion enthält:

141 kcal/589 kJ	46 mg Magnesium
8 g Eiweiß	367 mg Kalium
3 g Fett	77 mg Natrium
17 g Kohlenhydrate	

Zutaten für 2 Portionen

300 ml Kefir
4 gehäufte EL Apfelmus (Glas)
2 gehäufte EL Weizenkeime
etwas Zimt

Zubereitung

1 Den Kefir mit dem Apfelmus im Mixer pürieren, Weizenkeime zugeben und mit Zimt abschmecken.

2 Getränke in zwei Gläser füllen und sofort servieren.

TIPPS & HINWEISE

Anstelle von Kefir können Sie Milch, Joghurt, Magerquark oder Buttermilch verwenden. Bei der Verwendung von Quark geben Sie noch einen Schuss Orangensaft dazu.

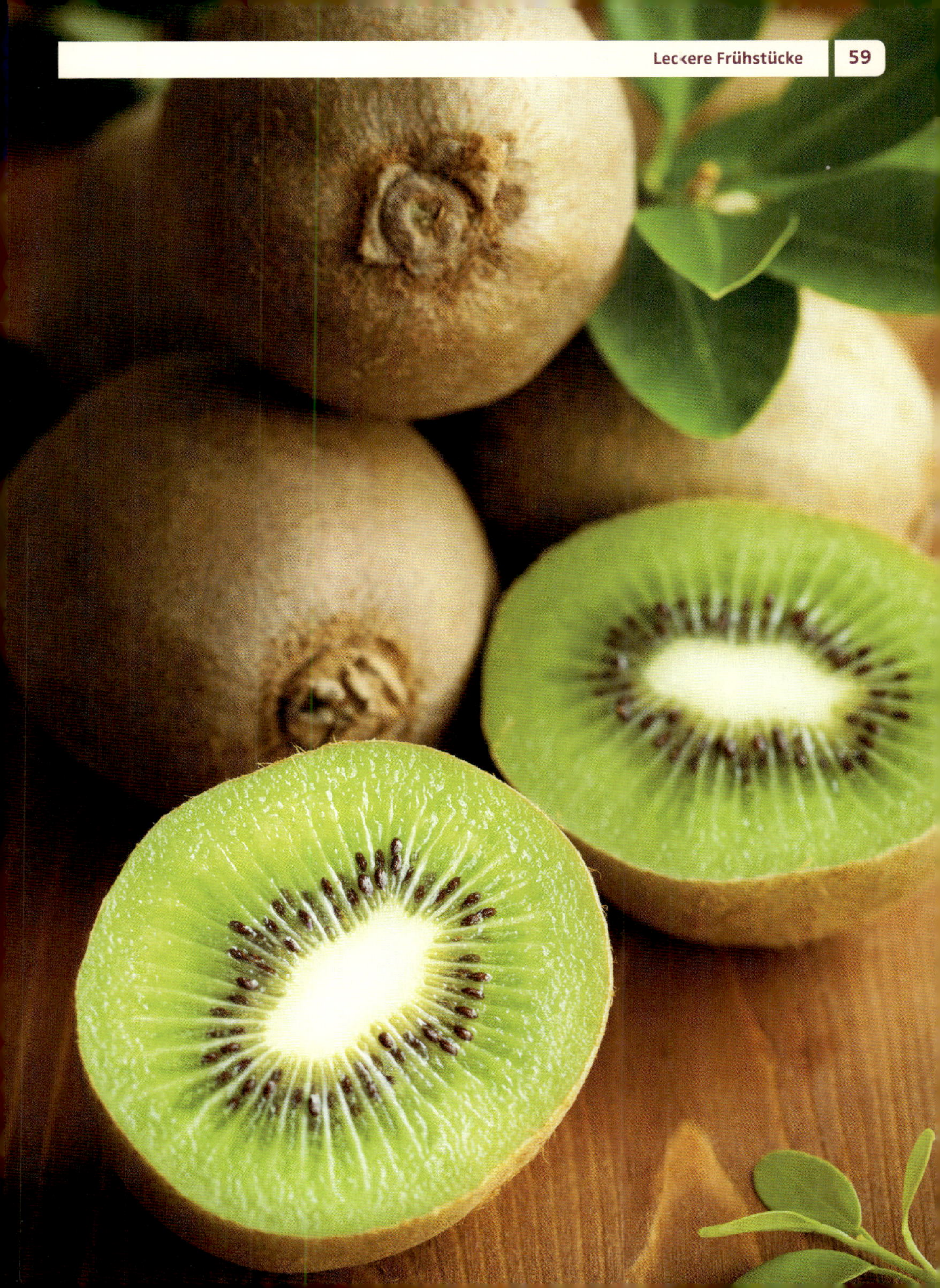

KÖSTLICHE MITTAGESSEN

Paprikasuppe „Italiana“

Feurig-mediterran

Zubereitungszeit: ca. 25 Minuten
Garzeit: ca. 25 Minuten

Eine Portion enthält:

189 kcal/790 kJ	47 mg Magnesium
4 g Eiweiß	858 mg Kalium
9 g Fett	392 mg Natrium
21 g Kohlenhydrate	

Zutaten für 2 Portionen

500 g rote Paprika
1 kleine rote Chilischote
1 kleine rote Zwiebel
2 Knoblauchzehen
1 EL Rapsöl
1 EL Tomatenmark
3 Stiele Basilikum
1 Prise Salz
etwas Pfeffer
1 Prise Zucker
etwas Balsamicoessig

Zubereitung

1 Paprika waschen, längs halbieren, Trennwände und Kerne entfernen und grob zerkleinern. Chilischote waschen, Stiel entfernen und Schote in feine Ringe schneiden. Achtung nach dem Chilischneiden: Hände unbedingt gut waschen!

2 Zwiebel und Knoblauchzehen schälen, hacken und mit den Chiliringen im heißen Öl glasig dünsten. Paprikawürfel dazugeben und mitdünsten, Tomatenmark und 400 ml Wasser einrühren. Aufkochen und 20 Minuten leise kochen lassen.

3 Basilikum waschen, trocknen und hacken. Die Suppe pürieren und mit Basilikum, Salz, Pfeffer, Zucker und Balsamicoessig würzen.

Champignoncremesuppe

Mit viel frischem Schnittlauch

Zubereitungszeit: ca. 20 Minuten
Garzeit: ca. 10 Minuten

Eine Portion enthält:

190 kcal/794 kJ	39 mg Magnesium
10 g Eiweiß	599 mg Kalium
11 g Fett	503 mg Natrium
12 g Kohlenhydrate	

Zutaten für 2 Portionen

1 kleine Zwiebel
1 Knoblauchzehe
150 g Champignons
½ EL Rapsöl
1 EL Weizenvollkornmehl
¼ l Milch, 1,5 % Fett
2 EL Frischkäse, fettreduziert
1 Prise Salz
etwas Pfeffer
½ Bund Schnittlauch

Zubereitung

1 Zwiebel und Knoblauchzehe schälen und in feine Würfel schneiden. Champignons putzen, Stielenden abschneiden und Champignons in feine Scheiben schneiden.

2 Öl in einem kleinen Topf erhitzen und Zwiebel- und Knoblauchwürfel darin andünsten. Pilzscheiben dazugeben und mitdünsten. Mehl darüber stäuben, Milch angießen und die Suppe mit einem Schneebesen glatt rühren.

3 Suppe ca. 5 Minuten köcheln lassen, Frischkäse und Gewürze dazugeben.

4 Schnittlauch waschen, trocknen und in feine Röllchen schneiden. Als Garnitur über die Suppe streuen und gleich servieren.

TIPPS & HINWEISE

Champignons sollten nicht mit Wasser gesäubert werden, da sie schnell ihr feines Aroma verlieren.

Frühlingssuppe mit Ziegenfrischkäse

Kräftig gewürzt

Zubereitungszeit: ca. 20 Minuten
Garzeit: ca. 15 Minuten

Eine Portion enthält:

202 kcal/844 kJ	32 mg Magnesium
10 g Eiweiß	412 mg Kalium
11 g Fett	519 mg Natrium
15 g Kohlenhydrate	

Zutaten für 2 Portionen

2 Schalotten
1 Knoblauchzehe
1 TL Rapsöl
300 ml Milch, 1,5 % Fett
1 Becher Joghurt, 1,5 % Fett (150 g)
1 TL Stärke
1 EL Ziegenfrischkäse
2 EL gemischte Kräuter (z. B. Dill, Schnittlauch, Kerbel)
etwas Pfeffer
1 Prise Salz

Zubereitung

1 Schalotten und Knoblauchzehe schälen und fein hacken. Öl erhitzen, Schalotten und Knoblauch darin andünsten. Mit 100 ml Wasser und Milch ablöschen, aufkochen lassen und ca. 10 Minuten bei schwacher Hitze leise kochen lassen.

2 Joghurt mit der Stärke verrühren und mit ½ EL Frischkäse unter die Suppe rühren. 2 Minuten kochen lassen.

3 Kräuter waschen, trocknen und fein hacken. Schnittlauch mit einer Schere in feine Röllchen schneiden. Einen Teil der gehackten Kräuter zum Garnieren beiseitelegen, den Rest in die Suppe geben. Die Suppe kurz mit dem Pürierstab durchmixen. Mit Pfeffer und wenig Salz würzen.

4 Restlichen Frischkäse in kleinen Nocken auf die Suppe setzen und mit den übrigen Kräutern garnieren.

TIPPS & HINWEISE

Wer keinen Ziegenfrischkäse mag, verwendet einfach normalen Frischkäse.

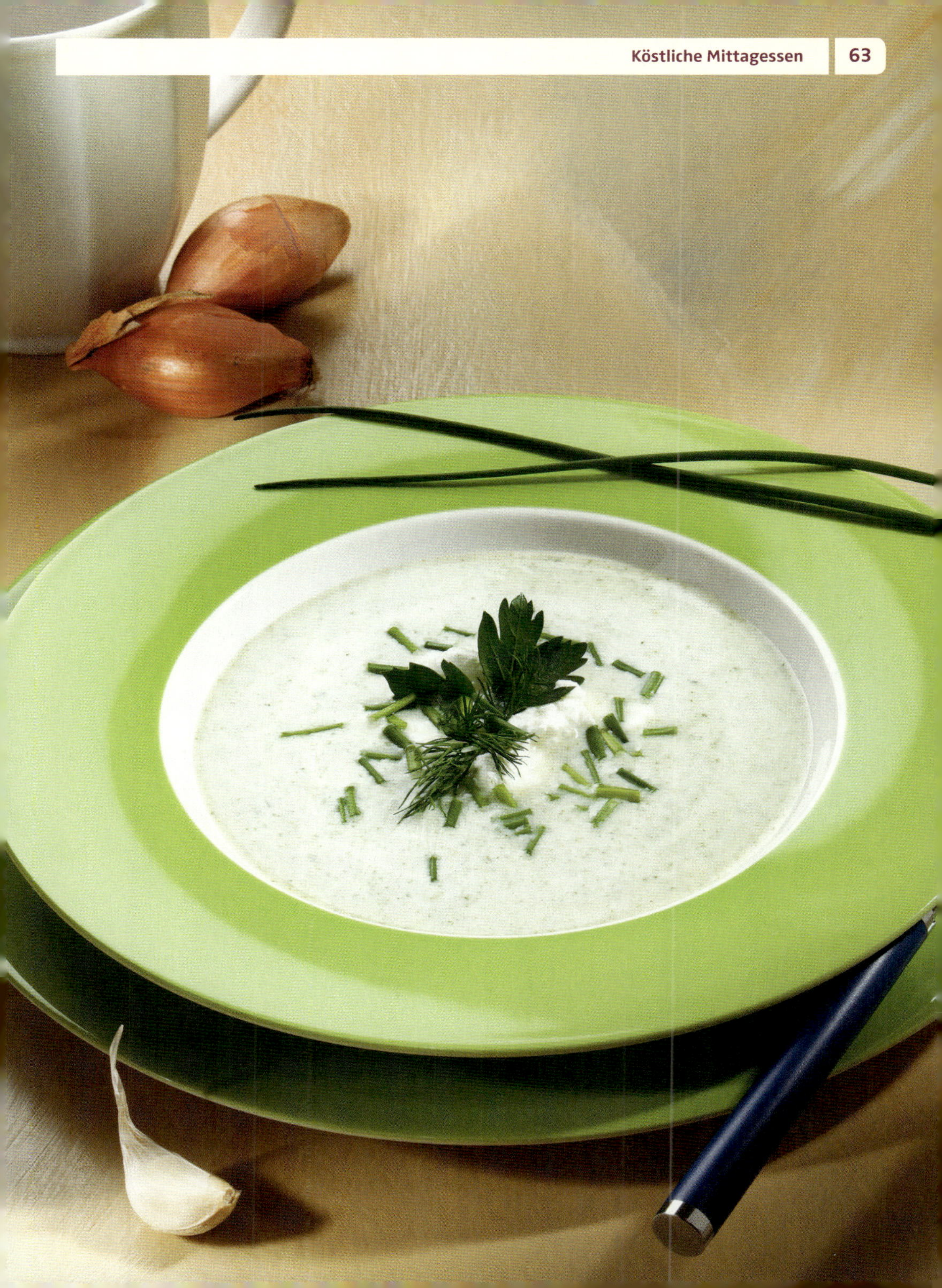

Kartoffel-Meerrettich-Suppe

Geht schnell

Zubereitungszeit: 20 Minuten
Garzeit: 10 Minuten

Eine Portion enthält:

183 kcal/765 kJ	33 mg Magnesium
5 g Eiweiß	500 mg Kalium
9 g Fett	415 mg Natrium
20 g Kohlenhydrate	

Zutaten für 2 Portionen

2 große Kartoffeln
1 Zwiebel
1 EL Rapsöl
¼ l Milch, 1,5 % Fett
1 EL Meerrettich (Glas/Tube)
etwas Muskat
etwas Cayennepfeffer
etwas Pfeffer
1 Prise Salz

Zubereitung

1 Kartoffeln waschen, schälen und grob würfeln. Zwiebel schälen und ebenfalls in grobe Würfel schneiden.

2 Öl erhitzen und Zwiebel darin goldgelb andünsten. Kartoffelwürfel dazugeben und mitdünsten. Mit ¼ l Wasser und der Milch aufgießen, aufkochen lassen und ca. 10 Minuten bei mittlerer Hitze köcheln lassen.

3 Meerrettich und Gewürze dazugeben und die Suppe mit einem Pürierstab mixen.

Spaghetti mit Paprikacarbonara

Der Pasta-Klassiker mit dem Plus an Vitamin C

Zubereitungszeit: 20 Minuten
Garzeit: ca. 15 Minuten

Eine Portion enthält:

521 kcal/2178 kJ	91 mg Magnesium
13 g Eiweiß	548 mg Kalium
33 g Fett	432 mg Natrium
44 g Kohlenhydrate	

Zutaten für 2 Portionen

120 g Vollkornspaghetti, eifrei
1 Zwiebel
1 Knoblauchzehe
2 rote Paprika
4 dünne Scheiben Parmaschinken
2 TL Olivenöl
4 EL Schlagsahne
etwas Pfeffer
etwas Cayennepfeffer
etwas Paprikapulver
2 EL ger. Parmesan

Zubereitung

1 Spaghetti in reichlich kochendem Wasser nach Packungsanweisung al dente garen. Etwas vom Nudelwasser zur Seite stellen.

2 Zwiebel und Knoblauchzehe schälen und fein hacken. Paprika waschen, halbieren, Kerne und Samenwände entfernen, die Paprikahälften fein würfeln. Schinken in schmale Streifen schneiden.

3 Öl erhitzen und Zwiebel-, Knoblauch- und Paprikawürfel darin anbraten. Schinkenstreifen dazugeben und mitbraten. Mit Sahne aufgießen, aufkochen lassen und mit Gewürzen abschmecken, Parmesan dazugeben und gut verrühren. Falls die Sauce noch zu dickflüssig ist, etwas vom Nudelwasser dazugeben.

4 Abgetropfte Spaghetti unter die Sauce mengen und sofort servieren.

Spaghetti mit Bärlauchpesto

Pesto selbstgemacht

Zubereitungszeit: 20 Minuten
Garzeit: ca. 10 Minuten

Eine Portion enthält:

612 kcal/2559 kJ	75 mg Magnesium
18 g Eiweiß	288 mg Kalium
36 g Fett	597 mg Natrium
54 g Kohlenhydrate	

Zutaten für 2 Portionen

- 150 g Spaghetti, eifrei
- 2 EL geh. Mandeln
- 40 g Parmesan
- 1 Bund Bärlauch (ca. 50 g)
- 3 EL Rapsöl
- etwas Pfeffer
- 1 Prise Salz

TIPPS & HINWEISE

Wer keinen Mörser besitzt, gibt die Masse in ein hohes, schmales Gefäß und püriert alles grob mit dem Mixstab.
Pesto auf Vorrat: Füllen Sie das Pesto in saubere Schraubgläser, gießen Sie einen Schuss Öl drauf und verschließen Sie die Gläser gut. So hält sich Pesto im Kühlschrank ungefähr zwei Wochen ohne Geschmacksverlust.

Zubereitung

1 Spaghetti nach Packungsanweisung al dente garen. 3 bis 4 EL Nudelwasser aufbewahren.

2 Gehackte Mandeln ohne Fettzugabe in einer beschichteten Pfanne goldgelb anrösten. Sofort herausnehmen und auf einen Teller geben, damit sie nicht zu dunkel werden.

3 Parmesan fein reiben. Bärlauch waschen und gut trocknen. Die Blätter in feine Streifen schneiden. Stiele wegwerfen. Mandeln, Bärlauch und Parmesan im Mörser zu einer Paste zerstoßen. Öl nach und nach zugeben und mit Pfeffer und wenig Salz würzen. Falls das Pesto zu fest ist, etwas Nudelwasser zugießen.

4 Heiße Spaghetti sofort nach dem Abgießen mit dem Pesto verrühren und gleich servieren.

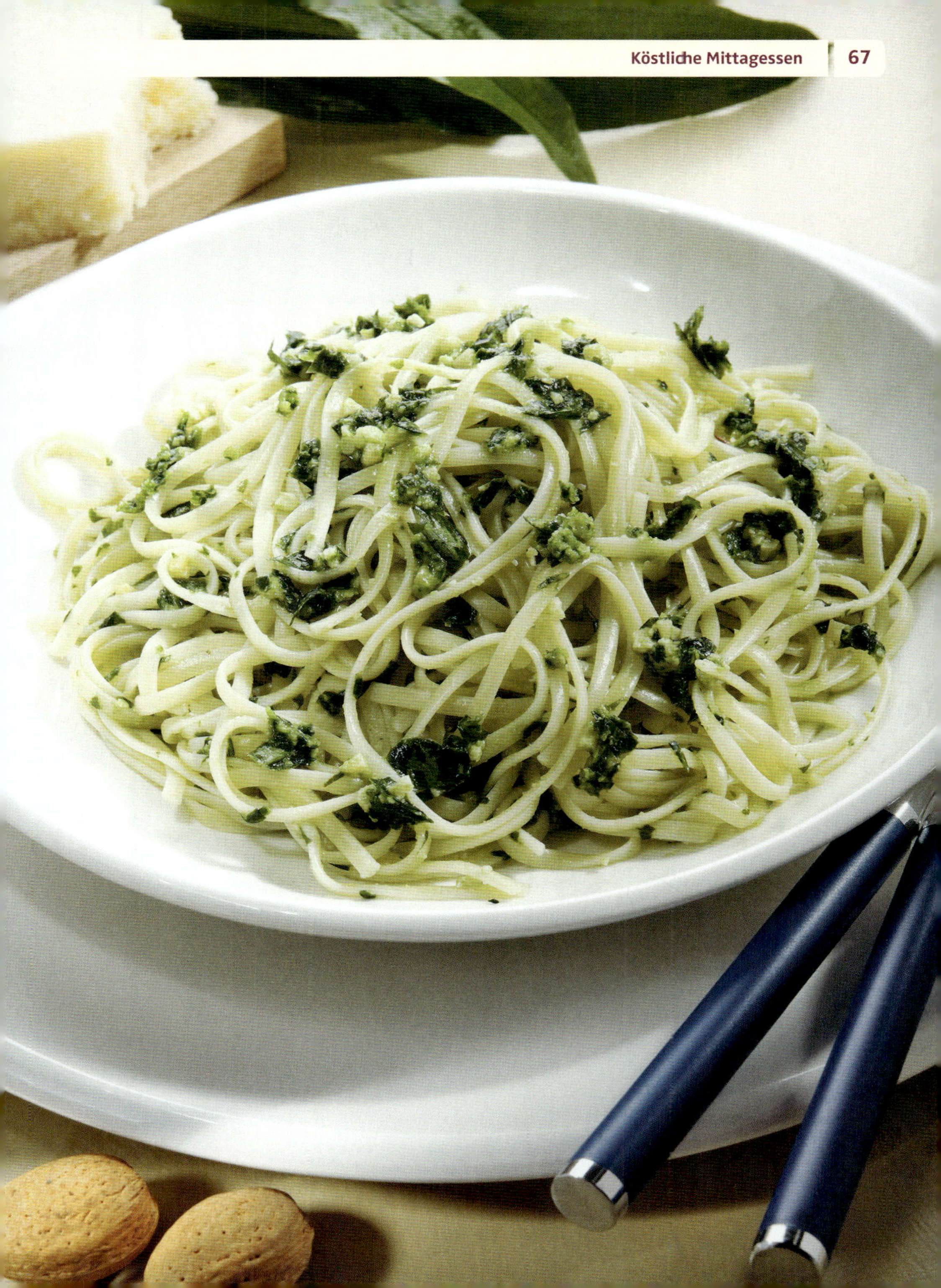

Scharfes Hähnchen

Mit grünen Pfefferschoten

Zubereitungszeit: 15 Minuten
Garzeit: ca. 15 Minuten

Eine Portion enthält:

344 kcal/1438 kJ	113 mg Magnesium
31 g Eiweiß	769 mg Kalium
11 g Fett	935 mg Natrium
29 g Kohlenhydrate	

Zutaten für 2 Portionen

1 Zwiebel
1 Knoblauchzehe
1 milde grüne Pfefferschote
10 Baby-Maiskolben
2 kleine Hähnchenbrustfilets (à 100 g)
1 Dose Mais
1 EL Rapsöl
etwas Pfeffer
1 Prise Salz
½ Bund Petersilie

Zubereitung

1 Zwiebel und Knoblauchzehe schälen und fein hacken. Pfefferschote waschen und in feine Ringe schneiden. Maiskolben waschen, trocknen und längs halbieren.

2 Das Fleisch in Würfel schneiden.

3 Die Hälfte des Öls erhitzen und das Fleisch darin hellbraun anbraten, herausnehmen, mit Pfeffer würzen und warm stellen.

4 Restliches Öl erhitzen, Zwiebel, Knoblauch, Pfefferschote und Maiskolben darin anbraten und mit 200 ml Wasser ablöschen. Bei mittlerer Hitze 5 Minuten leise kochen lassen. Fleisch und Maiskörner untermischen und nochmals 5 Minuten garen.

5 Mit Pfeffer und etwas Salz abschmecken und mit gewaschener und fein gehackter Petersilie bestreuen.

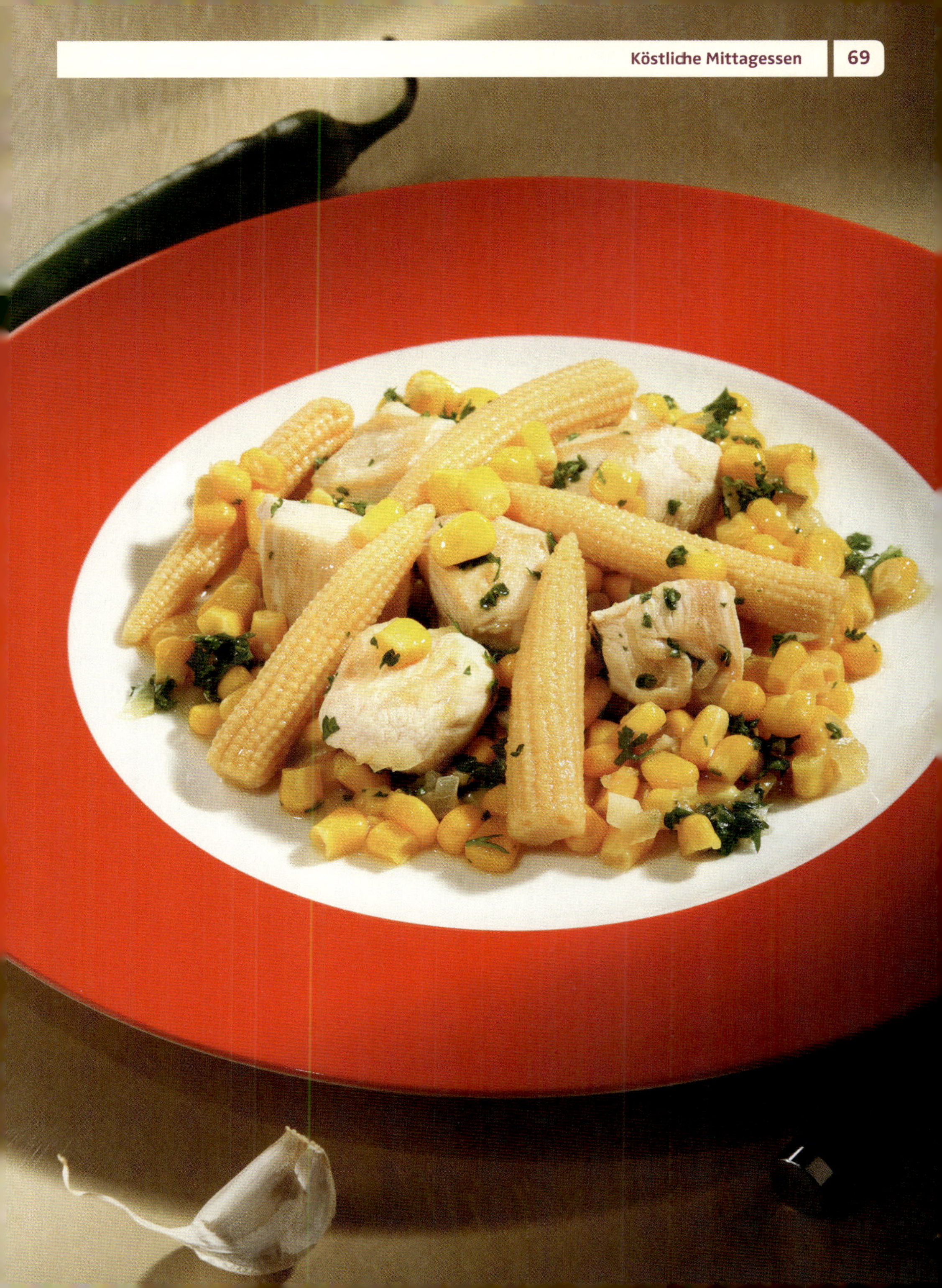

Geflügelragout

Mit Zitronennote

Zubereitungszeit: 25 Minuten
Garzeit: ca. 20 Minuten

Eine Portion enthält:

237 kcal/991 kJ	50 mg Magnesium
27 g Eiweiß	560 mg Kalium
10 g Fett	451 mg Natrium
10 g Kohlenhydrate	

Zutaten für 2 Portionen

1 gelbe Paprika
4 Lauchzwiebeln
200 g Hähnchenbrustfilet
1 EL Rapsöl
1 Prise Salz
etwas Pfeffer
½ EL Weizenvollkornmehl
100 ml Wasser
100 ml Milch, 1,5 % Fett
1 TL abger. Bio-Zitronenschale
1–2 TL Zitronensaft
½ EL geh. Rosmarin
1 Prise Zucker

Zubereitung

1 Paprika waschen, halbieren, Kerne und Samenwände entfernen und Paprikahälften in Würfel schneiden. Lauchzwiebeln waschen, putzen und in schmale Ringe schneiden.

2 Hähnchenbrustfilet waschen, trocknen und in Würfel schneiden. Öl erhitzen und Fleischwürfel darin rundherum scharf anbraten, Paprikawürfel und Zwiebelringe dazugeben und mitbraten. Mit Gewürzen abschmecken und Mehl darüber stauben, kurz mit anbraten und danach mit Milch und Wasser ablöschen.

3 Das Ragout zugedeckt 10 bis15 Minuten köcheln lassen. Mit Zitronenschale, -saft, Rosmarin und Zucker würzen und sofort servieren.

Rinderfilet im Kräutermantel

Mit frischen Kräutern

Zubereitungszeit: ca. 15 Minuten
Garzeit: ca. 25 Minuten

Eine Portion enthält:

270 kcal/1229 kJ	30 mg Magnesium
38 g Eiweiß	349 mg Kalium
13 g Fett	416 mg Natrium
1 g Kohlenhydrate	

Zutaten für 2 Portionen

2 Scheiben Rinderfilet (à 150 g)
1 EL Rapsöl
1 Prise Salz
etwas Pfeffer
½ Bund Petersilie
4 Zweige Basilikum

Zubereitung

1 Den Backofen auf 80 °C vorheizen.

2 Rinderfilets trocken tupfen und das Öl in einer feuerfesten Pfanne erhitzen. Die Filets von jeder Seite maximal 3 Minuten scharf anbraten. Die Filets mit 1 Prise Salz und Pfeffer würzen und circa 20 Minuten in den Ofen schieben.

3 In der Zwischenzeit die Kräuter waschen, trocknen und fein hacken. Auf einem flachen Teller mischen und die Filets nach der Garzeit darin wenden.

TIPPS & HINWEISE

Servieren Sie zu den Rinderfilets Backofenkartoffeln und unser Kohlrabi-Kerbel-Gemüse von Seite 93.

Schweinefilet mit Cashew-nuss-Pfeffer-Kruste

Schnelles, leckeres Hauptgericht

Zubereitungszeit: 15 Minuten
Garzeit: 15–20 Minuten
Ruhezeit: 10 Minuten

Eine Portion enthält:

329 kcal/1375 kJ	68 mg Magnesium
36 g Eiweiß	530 mg Kalium
13 g Fett	256 mg Natrium
17 g Kohlenhydrate	

Zutaten für 2 Portionen

2 Portionen Schweinefilet (ca. 250 g)
2 EL ungesalzene Cashewnüsse
1 TL bunte Pfefferkörner
2 TL Paniermehl
1 Knoblauchzehe
2 TL Senf

Zubereitung

1 Den Backofen auf 220 °C vorheizen.

2 Die Cashewnüsse und die Pfefferkörner im Mixer grob zermahlen oder in einem Mörser zerstoßen. Masse mit Paniermehl in einem Teller vermischen.

3 Knoblauchzehe schälen, fein hacken und mit dem Senf verrühren. Schweinefilets rundherum damit einstreichen und in der Nuss-Pfeffer-Mischung rundherum wenden.

4 Fleisch auf einen Grillrost setzen, ein Backblech unter den Rost schieben und im vorgeheizten Backofen 15 bis 20 Minuten braten.

5 Am Ende der Garzeit das Fleisch herausnehmen und zugedeckt ca. 10 Minuten ruhen lassen.

6 In Scheiben geschnitten servieren.

TIPPS & HINWEISE

Servieren Sie zu den Schweinefilets Backofenkartoffeln und unser Kohlrabi-Kerbel-Gemüse von Seite 93.

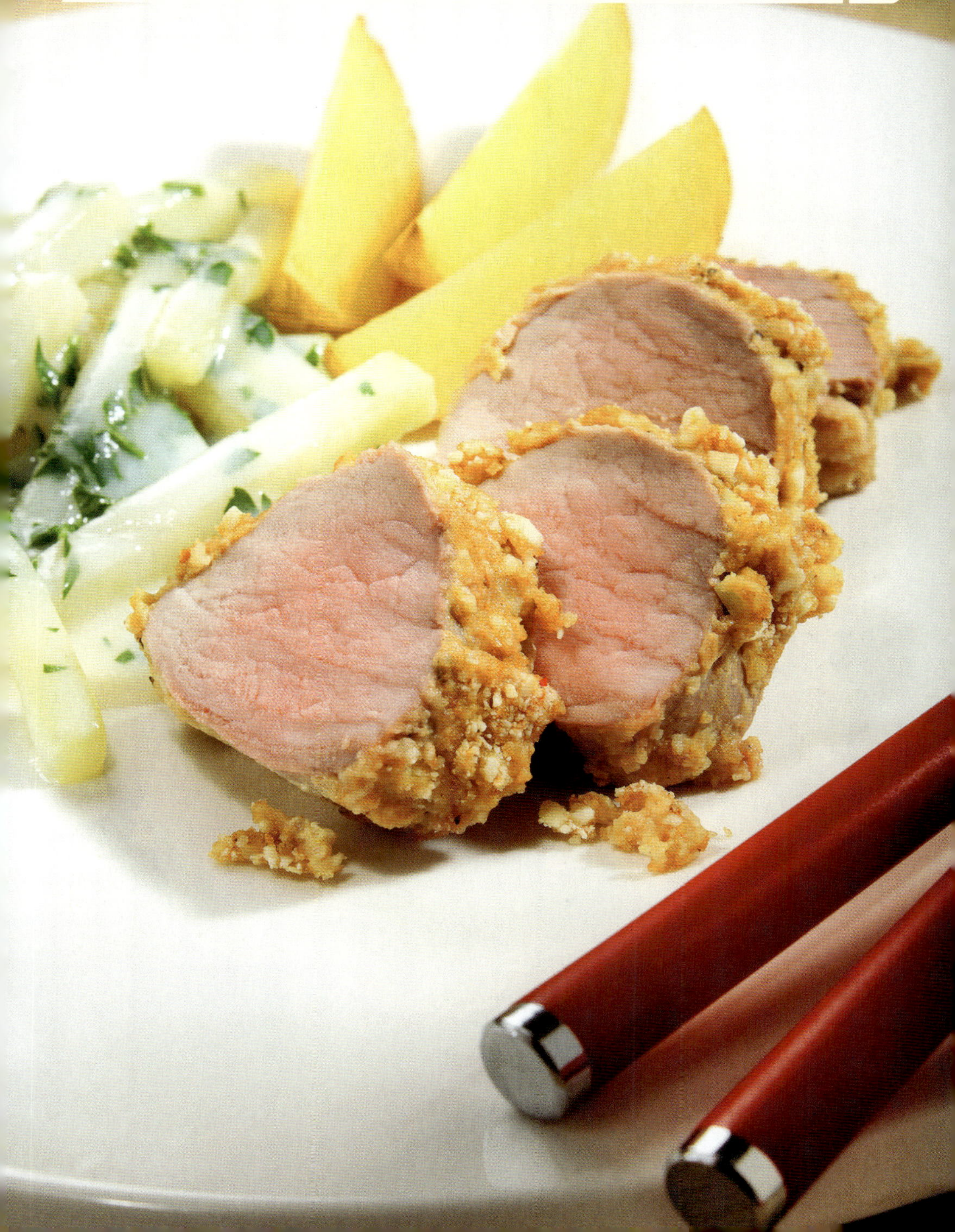

Kartoffel-Hack-Gratin

Mit Mozzarella überbacken

Zubereitungszeit: 25 Minuten
Garzeit: ca. 20 Minuten

Eine Portion enthält:

637 kcal/2663 kJ	88 mg Magnesium
47 g Eiweiß	1091 mg Kalium
31 g Fett	747 mg Natrium
42 g Kohlenhydrate	

Zutaten für 2 Portionen

200 g Rinderhackfleisch
etwas Pfeffer
etwas Muskat
1 Prise Salz
1 kleines Ei
2 EL Paniermehl
2 EL Magerquark
1 EL Rapsöl
½ TL frischer Thymian
4 mittlere gekochte Kartoffeln
1 Zucchini
80 g Mozzarella

Zubereitung

1 Hackfleisch, Gewürze, Ei, Paniermehl und Quark gut vermischen und Fleischbällchen daraus formen.

2 Die Hälfte des Öls erhitzen und die Bällchen darin ca. 6 Minuten anbraten.

3 Kartoffeln waschen, in kochendem Wasser ca. 15 Minuten garen und in schmale Scheiben schneiden. Zucchini waschen und in Würfel schneiden. Zucchiniwürfel im restlichen Öl anbraten und 2 Minuten andünsten. Mit Pfeffer und Thymian würzen.

4 Backofen auf Grillfunktion einstellen.

5 Fleischbällchen, Kartoffelscheiben und Zucchiniwürfel in eine Auflaufform füllen. Mozzarella in Scheiben schneiden und Fleischbällchen damit belegen. 2 Minuten unter dem Grill gratinieren.

Chinakohl-Hack-Pfanne

Mit Vollkornreis

Zubereitungszeit: 20 Minuten
Garzeit: ca. 50 Minuten

Eine Portion enthält:

467 kcal/1952 kJ	117 mg Magnesium
20 g Eiweiß	536 mg Kalium
24 g Fett	425 mg Natrium
42 g Kohlenhydrate	

Zutaten für 2 Portionen

100 g Vollkornreis
1 Lorbeerblatt
1 Zwiebel
½ Chinakohl
1 EL Rapsöl
100 g gemischtes Hackfleisch
1 Prise Salz
etwas Pfeffer
3 EL Schlagsahne

Zubereitung

1 Reis in kochendem Wasser mit dem Lorbeerblatt 30 bis 45 Minuten garen.

2 Zwiebel schälen und fein hacken. Chinakohl putzen, in schmale Streifen schneiden und waschen.

3 Öl erhitzen und Hackfleisch darin anbraten, mit Pfeffer und etwas Salz würzen. Zwiebeln und Kohlstreifen dazugeben und mitbraten. 6 EL Wasser und die Sahne zugießen und aufkochen lassen. Gegarten Reis untermischen und servieren.

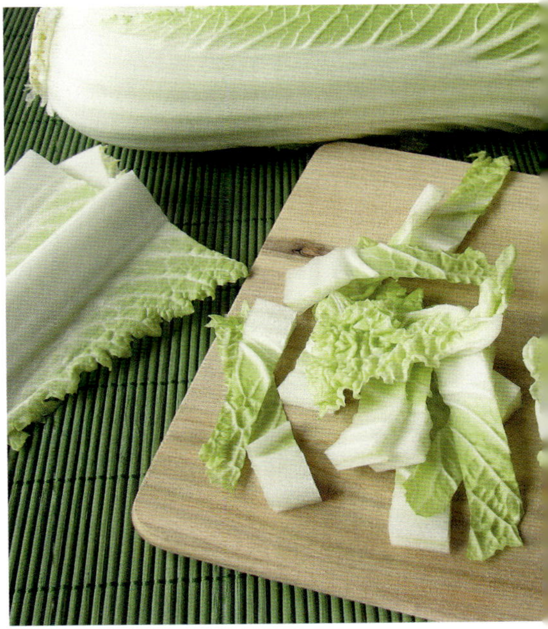

Seelachsfilet mit Kräuter-Käse-Kruste

Leichte Hauptmahlzeit

Zubereitungszeit: ca. 20 Minuten
Auftauzeit: ca. 2 Stunden oder Mikrowelle mit Auftaufunktion
Garzeit: 20 Minuten

Eine Portion enthält:

345 kcal/1442 kJ	57 mg Magnesium
38 g Eiweiß	539 mg Kalium
18 g Fett	754 mg Natrium
7 g Kohlenhydrate	

Zutaten für 2 Portionen

2 Seelachsfilets (TK, à 150 g)
1 EL Zitronensaft
1 Prise Salz
2 Stiele Thymian
1 Scheibe Vollkorntoastbrot
30 g Parmesankäse, 32 % Fett
1 EL Rapsöl
etwas Pfeffer
1 TL Rapsöl zum Fetten der Form

Zubereitung

1 Fisch auftauen lassen und danach mit Zitronensaft (siehe Tipps & Hinweise) vorbereiten.

2 Backofen auf 200 °C vorheizen.

3 Thymian waschen, trocknen und grob hacken. Toastbrot zwischen den Fingern fein zerbröseln. Parmesan fein reiben und mit Toastbrotbröseln, Öl und Thymian vermengen. Masse mit Pfeffer würzen.

4 Eine feuerfeste Form mit dem Öl ausfetten und die Fischfilets hineinlegen. Fisch mit 1 Prise Salz würzen und Toastmasse auf den Filets verteilen.

5 Im heißen Ofen ca. 20 Minuten backen.

TIPPS & HINWEISE

Die Vorbereitung von Seefisch erfolgt nach dem 3-S-System: Säubern, Säuern, Salzen. Bei tiefgefrorenen Fischen kann das Säubern entfallen. Frische Fischfilets sollten unter kaltem, fließendem Wasser gewaschen werden. Zum Säuern wird der Fisch mit Essig oder Zitronensaft beträufelt und 10 bis 20 Minuten zugedeckt kaltgestellt. Dieser Vorgang macht das Fischfleisch fest und weiß, bringt das Fischeiweiß zum Gerinnen und bindet den Fischgeruch.
Das Salzen sollte sparsam und erst unmittelbar vor der Zubereitung erfolgen, denn Salz entzieht dem Fischfleisch den Saft und macht es dadurch trocken.

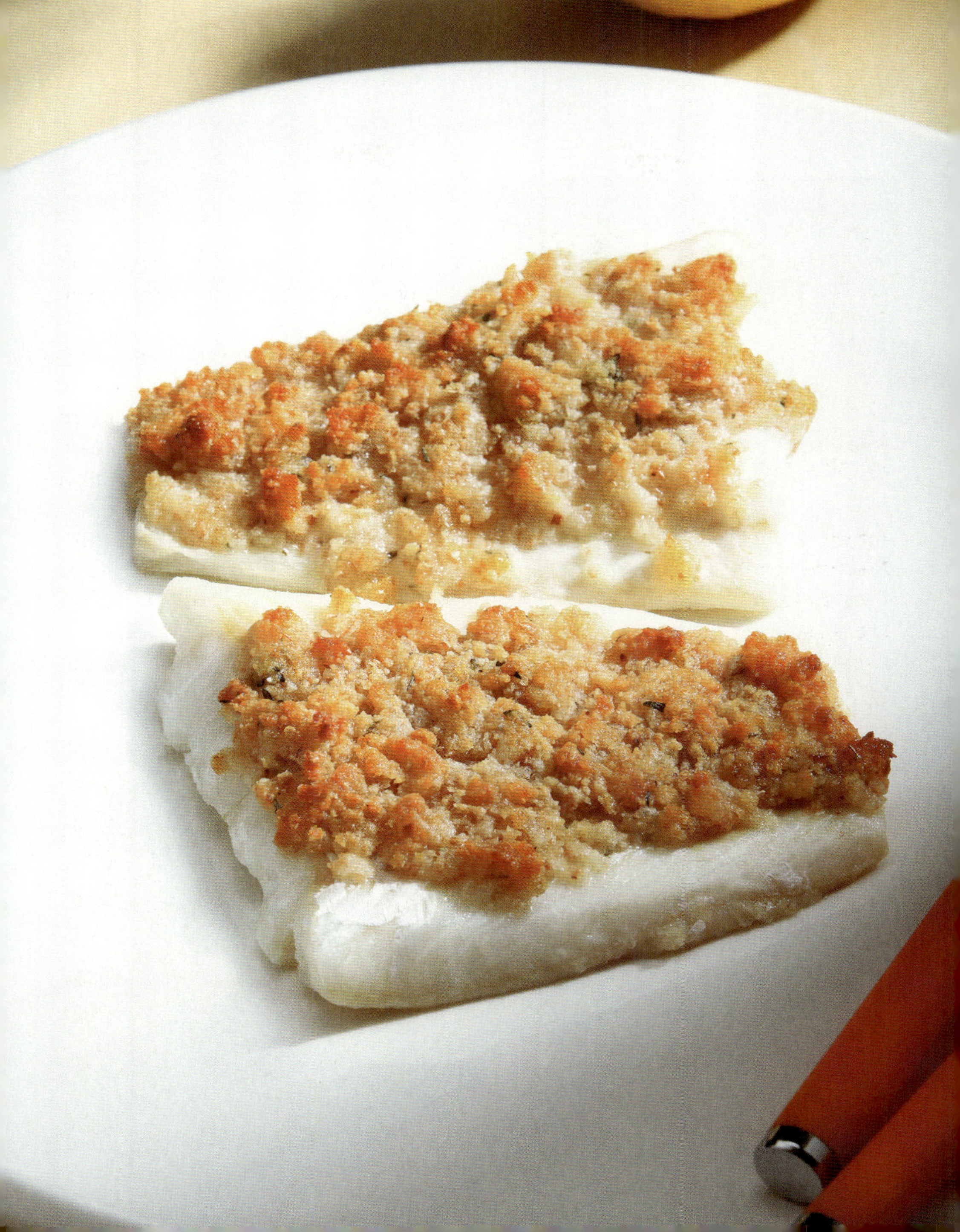

Lachs mit Rucola-Salat

Fruchtige Note mit Orangen

Zubereitungszeit: 20 Minuten
Garzeit: 2 Minuten

Eine Portion enthält:

254 kcal/1062 kJ	61 mg Magnesium
10 g Eiweiß	491 mg Kalium
15 g Fett	368 mg Natrium
18 g Kohlenhydrate	

Zutaten für 2 Portionen

1 Bund Rucola
3 Orangen
1 EL Olivenöl
etwas Pfeffer
1 Prise Salz
1 EL Pinienkerne
50 g geräucherter Lachs in Scheiben

Zubereitung

1 Rucola waschen, verlesen, trocknen und in mundgerechte Stücke schneiden. Von zwei Orangen die Schale mit einem scharfen Messer abschneiden, sodass die weiße Haut entfernt wird. Eine Orange in dünne Scheiben schneiden.

2 Übrige Orange halbieren und auspressen. Aus Orangensaft, Öl, Pfeffer und wenig Salz ein Dressing herstellen und unter den vorbereiteten Rucola mischen.

3 Pinienkerne in einer beschichteten Pfanne ohne Fettzugabe anrösten, bis sie goldgelb sind. Kerne aus der Pfanne nehmen und kurz abkühlen lassen.

4 Lachs mit dem Salat und den Orangenscheiben auf zwei Tellern anrichten und mit den Pinienkernen bestreut servieren.

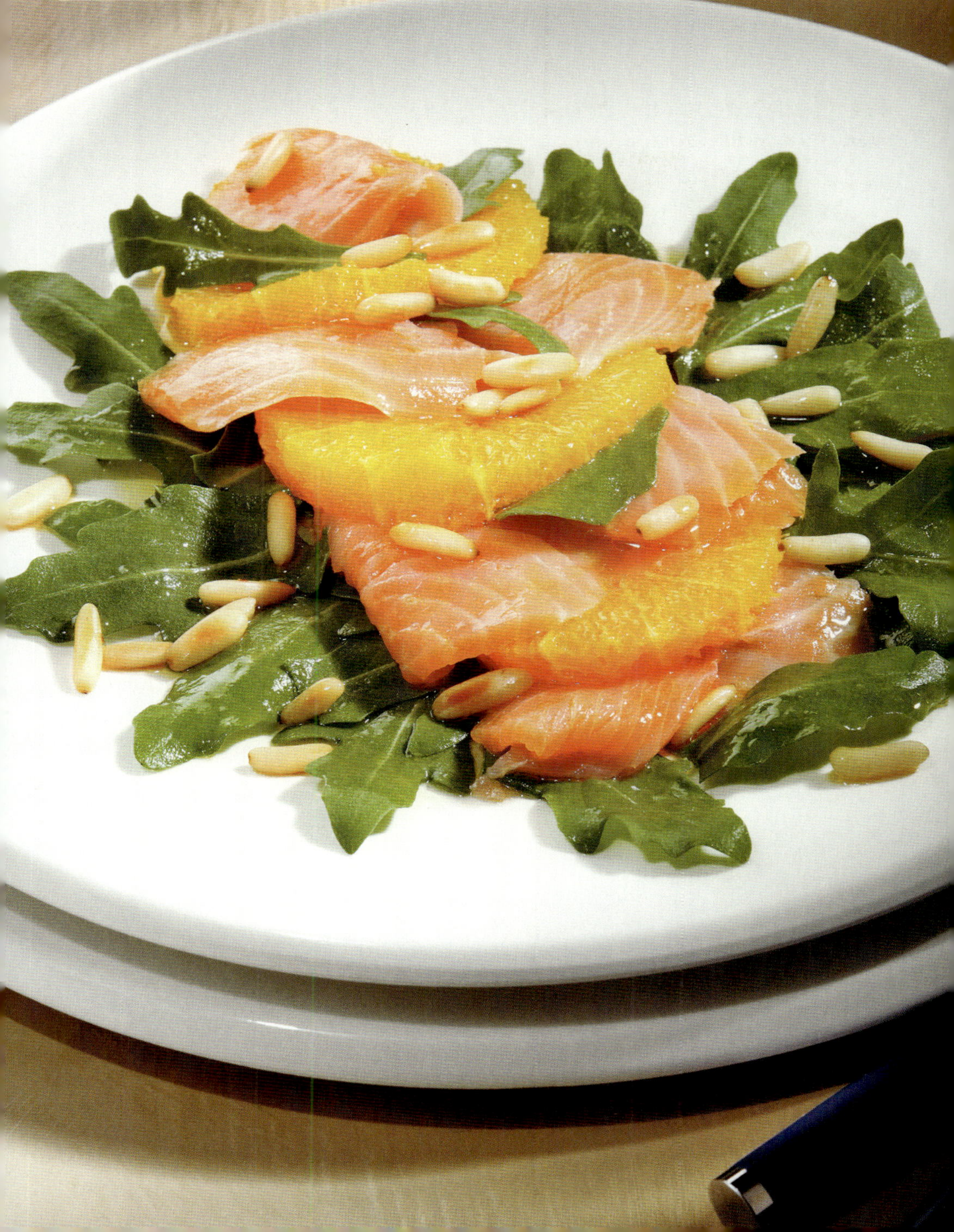

Nudelauflauf mit Lachs

Mit wertvollen Omega-3-Fettsäuren

Zubereitungszeit: ca. 30 Minuten
Garzeit: ca. 1 Stunde und 30 Minuten

Eine Portion enthält:

624 kcal/2608 kJ	109 mg Magnesium
37 g Eiweiß	874 mg Kalium
28 g Fett	734 mg Natrium
55 g Kohlenhydrate	

Zutaten für 2 Portionen

120 g Bandnudeln
½ kleine Zwiebel
1 Knoblauchzehe
1 TL Rapsöl
150 g Blattspinat (TK)
150 g Lachsfilet
1 EL Zitronensaft
1 Ei
½ Becher saure Sahne (75 g)
100 ml Milch, 1,5 % Fett
1 EL geh. Dill
etwas Pfeffer
etwas Muskat
30 g Parmesan
1 Prise Salz
1 EL Semmelbrösel

Zubereitung

1 Reichlich Wasser zum Kochen bringen und Nudeln darin nach Packungsanweisung al dente garen.

2 Zwiebel und Knoblauchzehe schälen und fein hacken. Öl erhitzen und Zwiebel- und Knoblauchwürfel darin goldgelb andünsten. Gefrorenen Spinat und 3 EL Wasser dazugeben. Bei mittlerer Hitze zugedeckt ca. 15 Minuten auftauen lassen. Am Ende der Garzeit den Spinat offen noch ca. 5 Minuten weiterköcheln lassen, bis die Flüssigkeit verdampft ist.

3 Lachs in Würfel schneiden und mit Zitronensaft beträufeln.

4 Ei mit saurer Sahne, Milch und Dill vermengen und mit Pfeffer und Muskat würzen. Parmesan reiben.

5 Nudeln gut abtropfen lassen, Backofen auf 175 °C vorheizen.

6 Lachs mit etwas Salz bestreuen und zusammen mit den Nudeln und dem Spinat in eine feuerfeste Auflaufform schichten. Eiermilch gleichmäßig darübergießen, Parmesan und Semmelbrösel drüberstreuen. Im heißen Ofen ca. 1 Stunde backen.

Grünkernrisotto mit Joghurt-Kräutersauce

Kaliumreich, gelingt leicht

Zubereitungszeit: ca. 30 Minuten
Garzeit: ca. 25 Minuten

Eine Portion enthält:

592 kcal/2473 kJ	191 mg Magnesium
20 g Eiweiß	1470 mg Kalium
20 g Fett	566 mg Natrium
80 g Kohlenhydrate	

Zutaten für 2 Portionen

Für das Risotto

1 kleine Zwiebel
1 Knoblauchzehe
2 mittlere Karotten
½ kleine Sellerieknolle
1 kleine Stange Lauch
1 EL Olivenöl
200 g Grünkern
etwas Pfeffer
etwas Paprikapulver
etwas Cayennepfeffer
1 Prise Salz

Für die Sauce

1 Becher Joghurt, 1,5 % Fett (150 g)
1 Becher saure Sahne, 10 % Fett (150 g)
nach Geschmack frische Salatkräuter
etwas Zitronensaft
1 Knoblauchzehe

Zubereitung

1 Die Zwiebel und den Knoblauch schälen und in Würfel schneiden.

2 Das Gemüse waschen, putzen, in kleine Stücke schneiden und im heißen Öl andünsten. Den gewaschenen Grünkern beimengen und einige Zeit mitdünsten. Mit Wasser auffüllen, bis der Grünkern knapp bedeckt ist.

3 Leicht köcheln lassen, bis die Körner nach ca. 20 Minuten gar sind. Eventuell etwas Flüssigkeit nachgießen. Mit den Gewürzen kräftig abschmecken, Salz jedoch nur sparsam einsetzen.

4 Für die Sauce Joghurt mit der sauren Sahne verrühren, die fein gehackten Kräuter zugeben und mit Pfeffer und Zitronensaft abschmecken. Knoblauch schälen, fein hacken und unter die Joghurt-Kräuter-Sauce mengen.

5 Das Risotto zusammen mit der Joghurt-Kräuter-Sauce anrichten.

Ofenkartoffeln mit Champignons

Auch lecker mit Pfifferlingen

Zubereitungszeit: ca. 20 Minuten
Garzeit: ca. 80 Minuten

Eine Portion enthält:

450 kcal/1881 kJ	94 mg Magnesium
18 g Eiweiß	1710 mg Kalium
21 g Fett	451 mg Natrium
45 g Kohlenhydrate	

Zutaten für 2 Portionen

2 große Kartoffeln (à 300 g)
2 TL Rapsöl
200 g Ricotta
2 TL abger. Zitronenschale
1 EL Zitronensaft
etwas Pfeffer
1 Prise Salz
½ Bund Schnittlauch
½ Beet Kresse
200 g Champignons
4 Lauchzwiebeln

Zubereitung

1 Backofen auf 180 °C vorheizen.

2 Kartoffeln gründlich waschen, mit der Hälfte des Öls bepinseln. Backblech mit Pinsel einfetten. Kartoffeln auf vorbereites Blech legen und im vorgeheizten Ofen ca. 75 Minuten backen.

3 Ricotta mit Zitronenschale und -saft vermengen, mit Pfeffer und wenig Salz würzen.

4 Kräuter waschen, trocknen und Schnittlauch in feine Röllchen schneiden. Kresse abschneiden und mit Schnittlauchröllchen unter die Ricottacreme mischen.

5 Champignons vorsichtig putzen, große Champignons halbieren. Lauchzwiebeln waschen, putzen und in 1 cm schräge Stücke schneiden.

6 Restliches Öl in einer beschichteten Pfanne erhitzen und die Champignons ca. 3 Minuten scharf darin anbraten, die Zwiebelstücke dazugeben und weitere 2 Minuten bei reduzierter Hitze mitdünsten. Pilzmasse mit Pfeffer würzen.

7 Kartoffeln in der Mitte aufbrechen und etwas auseinanderdrücken, Ricottacreme und Champignons darauf verteilen und sofort servieren.

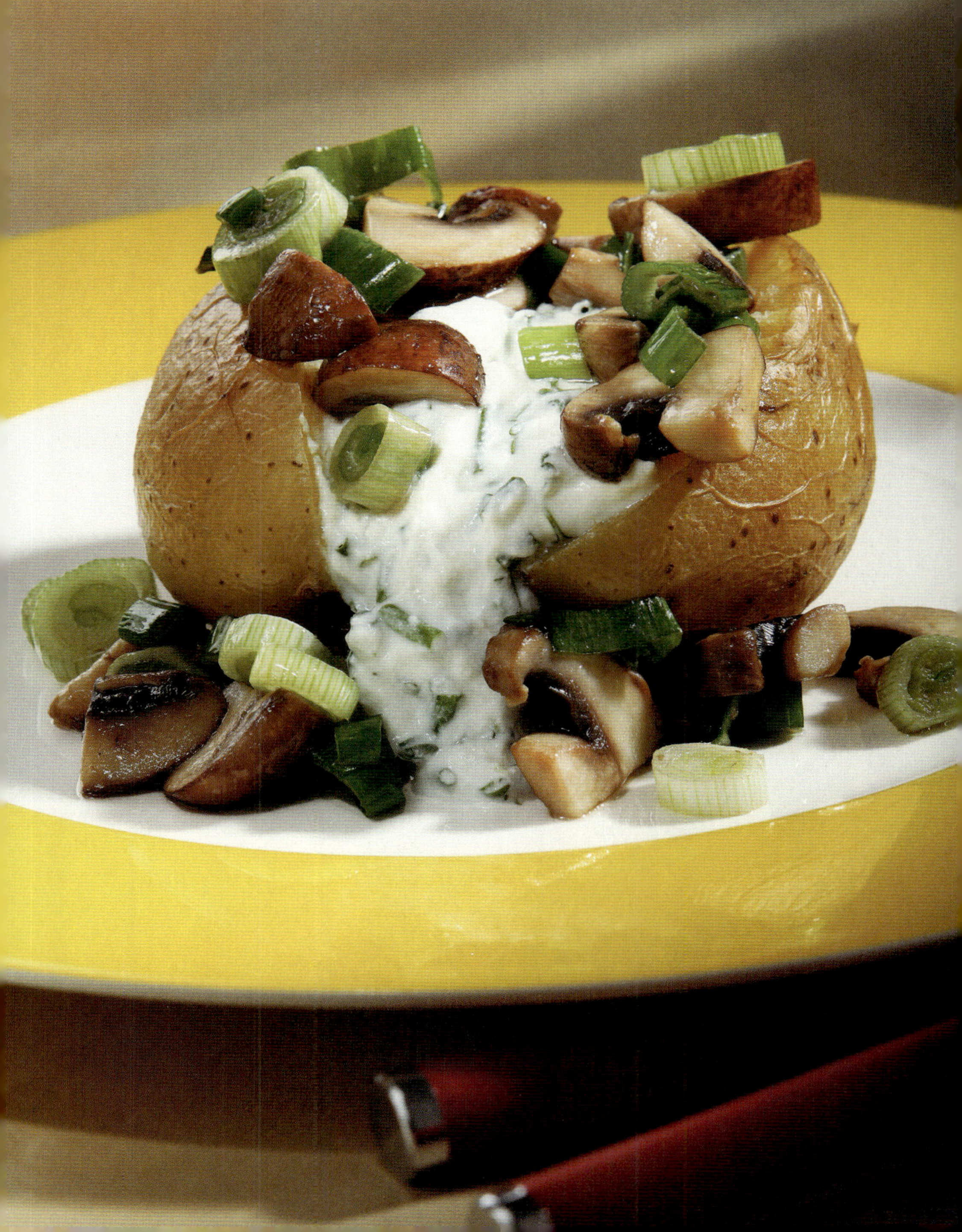

Käsepfannkuchen

Würzig-pikant

Zubereitungszeit: 10 Minuten
Quellzeit: 15 Minuten
Garzeit: ca. 10 Minuten

Eine Portion enthält:

400 kcal/1672 kJ	31 mg Magnesium
19 g Eiweiß	251 mg Kalium
22 g Fett	556 mg Natrium
32 g Kohlenhydrate	

Zutaten für 2 Portionen

4 gehäufte EL Weizenmehl, Typ 550
¼ l Milch, 1,5 % Fett
1 kleines Ei
etwas Pfeffer
1 Prise Salz
2 Scheiben würziger Schnittkäse, 45 % F.i.Tr. (z. B. Bergkäse, Emmentaler)
2 EL geh. Kräuter (z. B. Schnittlauch, Petersilie, Basilikum)
1 EL Rapsöl

Zubereitung

1 Aus Mehl, Milch, Ei, Pfeffer und Salz einen Teig herstellen, diesen 15 Minuten quellen lassen. Käse kleinschneiden und zusammen mit den Kräutern unter den Teig mengen.

2 Die Hälfte des Öls erhitzen, die Hälfte des Teigs in die Pfanne geben und goldbraun backen.

3 Das restlich Öl erhitzen und aus dem übrigen Teig ebenfalls einen Pfannkuchen backen.

TIPPS & HINWEISE

Wer möchte, kann das Salz weglassen, da der Käse Würze in die Pfannkuchen bringt. Durch 1 Prise Salz (= 1 g) erhöht sich der Natriumgehalt jeder Speise um 350 mg.
Servieren Sie zu den Pfannkuchen einen bunten Eisbergsalat, z. B. mit Radieschen, gelber Paprika und Tomaten.

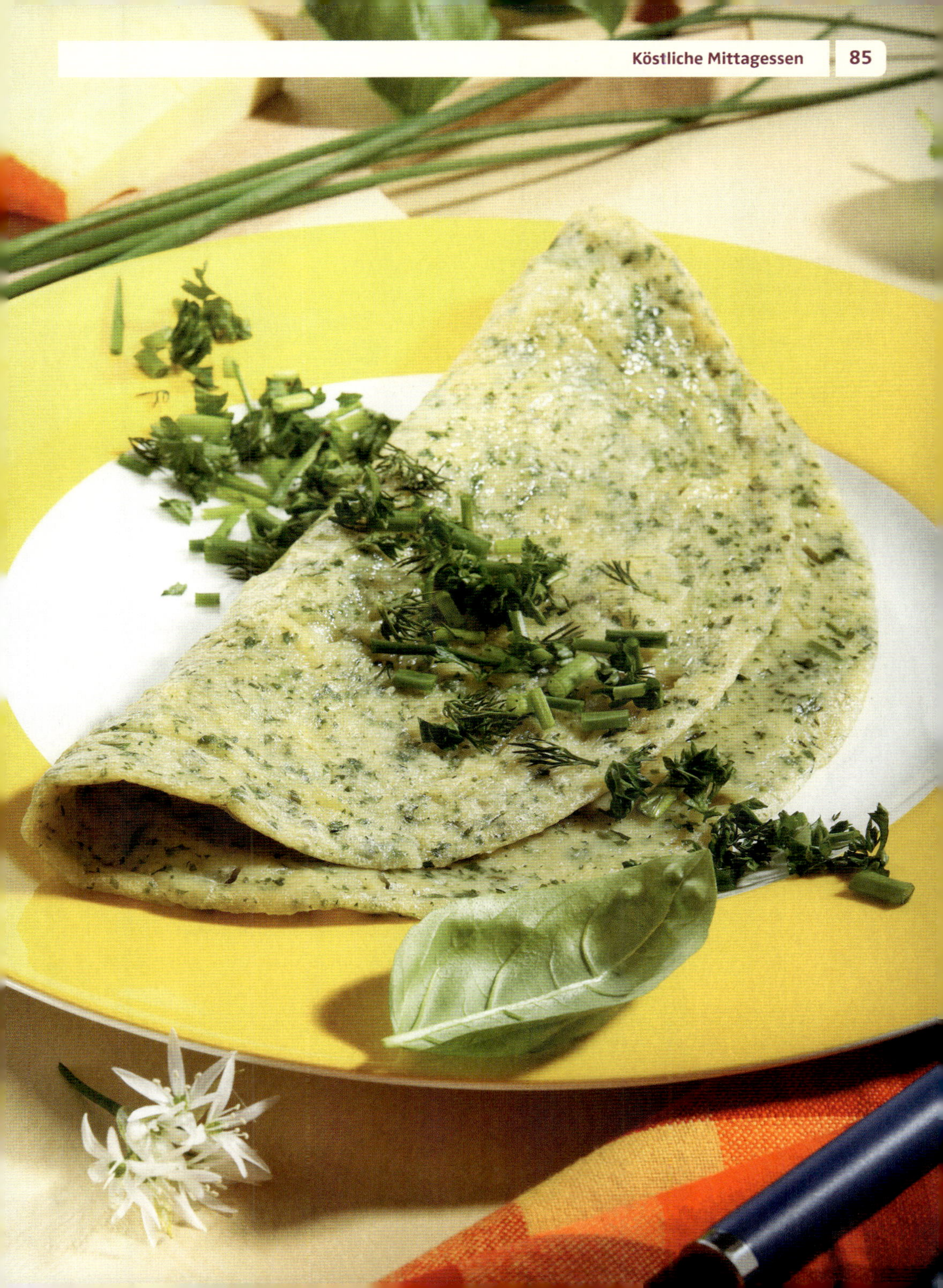

Überbackene Linsen

Pikant mit Kreuzkümmel und Haselnüssen

Zubereitungszeit: 20 Minuten
Garzeit: ca. 40 Minuten

Eine Portion enthält:

225 kcal/941 kJ	46 mg Magnesium
8 g Eiweiß	488 mg Kalium
15 g Fett	297 mg Natrium
14 g Kohlenhydrate	

Zutaten für 2 Portionen

2 Frühlingszwiebeln
200 g Karotten
125 g getr. kleine Linsen (z. B. grüne Berglinsen)
2 TL Rapsöl
1 getr. Chilischote
¼ TL gem. Koriander
¼ TL Kreuzkümmel
1 TL Haselnüsse
2 Stiele frischer Koriander
etwas Pfeffer
1–2 EL Balsamicoessig
60 g Ziegenkäserolle

Zubereitung

1 Frühlingszwiebeln waschen, putzen und in Ringe schneiden. Karotten waschen, schälen und fein würfeln. Linsen in einem Sieb kalt abspülen und gut abtropfen lassen.

2 Öl erhitzen, Frühlingszwiebeln und Karotten darin kurz andünsten, Linsen dazugeben und mit ¾ l Wasser aufgießen. Aufkochen und zugedeckt ca. 20 Minuten leise kochen lassen.

3 Chilischote zerbröseln und zu dem Linsengemüse geben. Mit Koriander und Kreuzkümmel würzen und weitere 10 Minuten zugedeckt bei schwacher Hitze leise kochen lassen.

4 Den Backofen auf 225 °C vorheizen.

5 Nüsse grob hacken, Koriander waschen, trocknen und grob hacken. Nüsse und Koriander unter die Linsen rühren und mit Pfeffer und Essig würzen.

6 Linsengemüse in eine flache Auflaufform geben. Käse in Scheiben schneiden und darauf verteilen. Linsen ca. 10 Minuten überbacken.

Überbackene Ofenkartoffeln

Perfekt zu Fleischgerichten

Zubereitungszeit: 15 Minuten
Garzeit: 45 Minuten

Eine Portion enthält:

195 kcal/815 kJ	37 mg Magnesium
7 g Eiweiß	568 mg Kalium
8 g Fett	444 mg Natrium
24 g Kohlenhydrate	

Zutaten für 2 Portionen

4 mittlere Kartoffeln
1 TL Rapsöl
1 Knoblauchzehe
etwas Pfeffer
1 Prise Salz
2 EL ger. Gouda, 45 % F.i.Tr.

Zubereitung

1 Backofen auf 200 °C vorheizen.

2 Kartoffeln gründlich waschen und der Länge nach halbieren. Eine ofenfeste Form mit ½ TL Öl ausfetten, Kartoffeln mit der Schnittfläche nach oben in die Form setzen und mit dem restlichen Öl bestreichen.

3 Knoblauchzehe schälen, halbieren, Kartoffeln mit Knoblauchhälften einreiben und mit Pfeffer und wenig Salz würzen.

4 Kartoffeln im heißen Ofen ca. 45 Minuten backen, nach 20 Minuten Käse auf die Kartoffeln streuen.

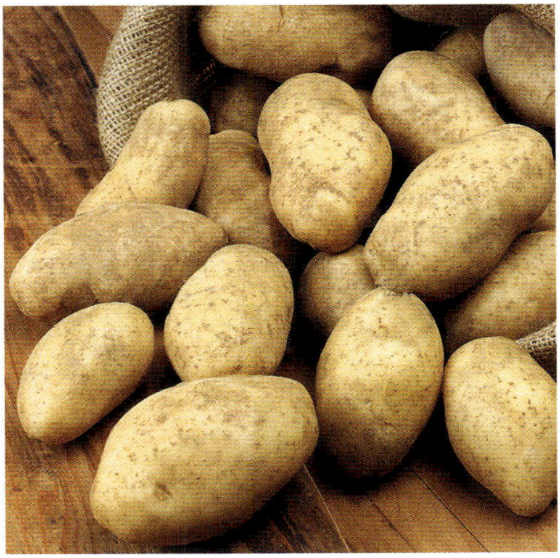

Exotischer Duftreis

Mit Sambal Oelek

Zubereitungszeit: 10 Minuten
Garzeit: 20 Minuten

Eine Portion enthält:

285 kcal/1191 kJ	43 mg Magnesium
4 g Eiweiß	164 mg Kalium
8 g Fett	395 mg Natrium
48 g Kohlenhydrate	

Zutaten für 2 Portionen

150 g Ananas (Dose)
1 kleine Zwiebel
1 kleine Knoblauchzehe
1 EL Rapsöl
80 g Basmatireis
1 TL Sambal Oelek
etwas Pfeffer
1 Prise Salz

Zubereitung

1 Ananas in Würfel schneiden, Zwiebel und Knoblauchzehe schälen und fein würfeln.

2 Backofen auf 190 °C vorheizen.

3 Öl in ofenfestem Topf erhitzen und Zwiebel- und Knoblauchwürfel darin glasig dünsten. Ananas zugeben und mitdünsten. Reis hinzufügen und 200 ml Wasser dazugießen. Sambal Oelek unterrühren und aufkochen lassen.

4 Reis im Ofen zugedeckt 20 Minuten garen. Aus dem Ofen nehmen, mit Pfeffer und etwas Salz würzen.

TIPPS & HINWEISE

Sambals (indische Chilipasten) sind dickflüssige, ursprünglich aus Indonesien stammende Würzsaucen auf Chilibasis. Je nach Rezept variieren die einzelnen Zubereitungen beträchtlich in ihrer Schärfe. Sie erhalten Sambal Oelek in gut sortierten Supermärkten in der Spezialitätenabteilung.

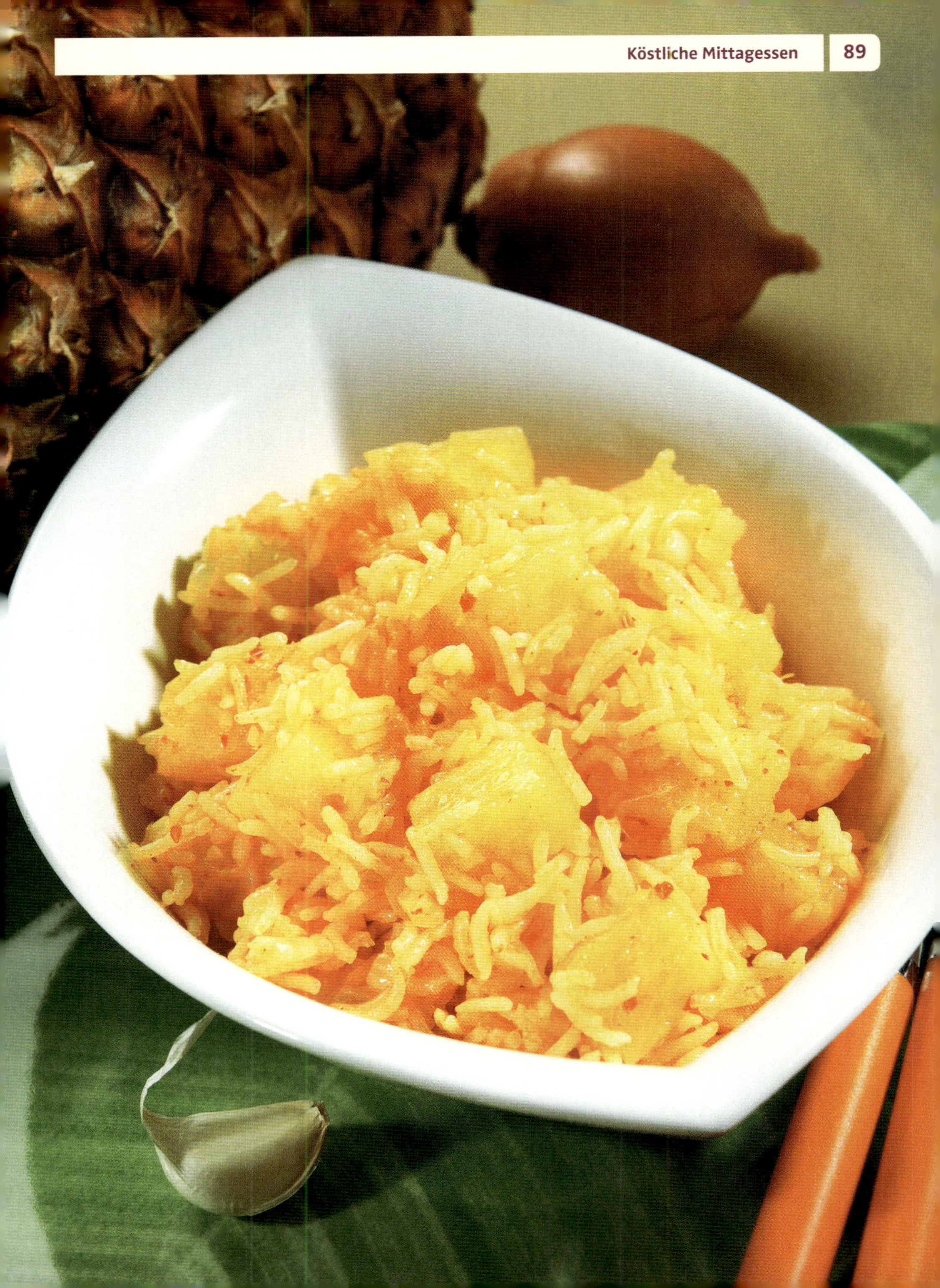

Spinatspätzle

Passt gut zu Fleisch

Zubereitungszeit: ca. 15 Minuten
Ruhezeit: ca. 30 Minuten
Garzeit: ca. 5 Minuten

Eine Portion enthält:

401 kcal/1676 kJ	36 mg Magnesium
23 g Eiweiß	323 mg Kalium
13 g Fett	476 mg Natrium
48 g Kohlenhydrate	

Zutaten für 2 Portionen

50 g Spinat (TK)
125 g Weizenmehl, Typ 405
125 g Magerquark
2 Eier
1 Prise Salz
2 TL Rapsöl

Zubereitung

1 Spinat auftauen lassen und fein pürieren. Eventuell entstehende Flüssigkeit abgießen.

2 Alle Zutaten in eine Schüssel geben und mit den Knethaken des Handrührgerätes durchkneten. Danach ca. 30 Minuten ruhen lassen.

3 Reichlich Wasser zum Kochen bringen, die Spätzlemasse durch eine Spätzlepresse in das kochende Wasser drücken und einmal aufkochen lassen. Spätzle aus dem Wasser nehmen und mit kaltem Wasser abschrecken.

4 Rapsöl erhitzen und gut abgetropfte Spätzle darin anbraten.

TIPPS & HINWEISE

Die Spinatspätzle sind eine tolle Beilage zu Fleisch. Mit geriebenem Käse werden sie ein leckeres vegetarisches Hauptgericht.

Butterkürbis aus dem Ofen

Die lange Garzeit lohnt sich

Zubereitungszeit: 20 Minuten
Garzeit: ca. 50 Minuten

Eine Portion enthält:

209 kcal/874 kJ	32 mg Magnesium
2 g Eiweiß	434 mg Kalium
16 g Fett	355 mg Natrium
14 g Kohlenhydrate	

Zutaten für 2 Portionen

ca. 800 g kleiner Butterkürbis
1 Zweig Rosmarin
2 EL Olivenöl
etwas Pfeffer
1 Prise Salz
1 Knoblauchzehe

Zubereitung

1 Kürbis waschen, längs halbieren und Kerne mit einem Löffel entfernen. Kürbisfleisch in grobe Stücke schneiden und mit der Schale nach unten in eine feuerfeste Form setzen.

2 Backofen auf 200 °C vorheizen.

3 Rosmarin waschen, trocknen, in grobe Stücke schneiden und über die Kürbisstücke streuen. Mit Öl beträufeln und mit Pfeffer und wenig Salz würzen.

4 Knoblauchzehe schälen und in feine Würfel schneiden. Knoblauchwürfel über den Kürbisstücken verteilen und im Backofen 45 bis 50 Minuten backen, bis der Kürbis weich ist.

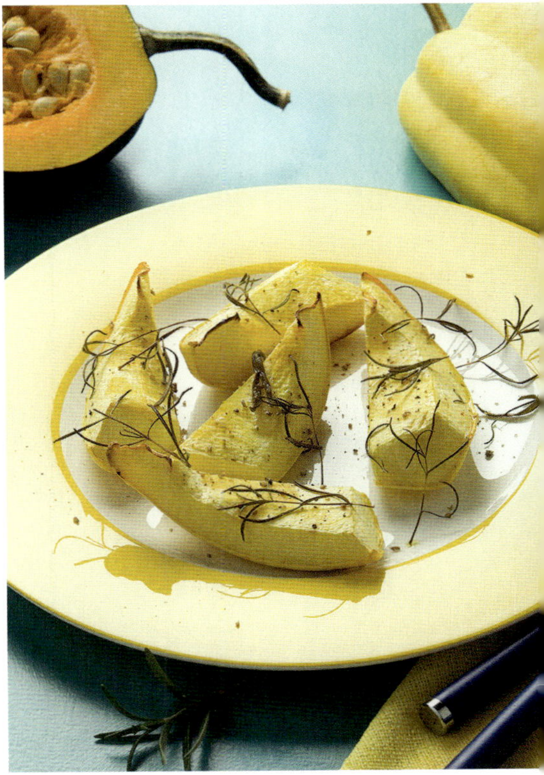

Lauch-Apfel-Gemüse

Aromatisch mit gerösteten Walnüssen

Zubereitungszeit: 15 Minuten
Garzeit: ca. 15 Minuten

Eine Portion enthält:

244 kcal/1020 kJ	48 mg Magnesium
7 g Eiweiß	554 mg Kalium
15 g Fett	365 mg Natrium
19 g Kohlenhydrate	

Zutaten für 2 Portionen

1 EL Walnüsse
ca. 400 g Lauch
1 Apfel (z. B. Elstar)
1 EL Rapsöl
100 ml Apfelsaft ohne Zuckerzusatz
etwas Pfeffer
1 Prise Salz
½ EL geh. Petersilie

Zubereitung

1 Walnüsse in einer beschichteten Pfanne ohne Fettzugabe anrösten, bis sie aromatisch zu duften beginnen. Abkühlen lassen und danach grob hacken.

2 Lauchstange der Länge nach halbieren und unter fließendem, kaltem Wasser gründlich waschen. Lauch in halbe Ringe schneiden und gut abtropfen lassen. Apfel waschen, vierteln, entkernen und in Spalten schneiden.

3 Die Hälfte des Öls erhitzen, Äpfel von jeder Seite ca. 1 Minute anbraten und herausnehmen. Das restliche Öl erhitzen, Lauch andünsten, mit Apfelsaft ablöschen und ca. 10 Minuten dünsten.

4 Gemüse mit Pfeffer, Salz und Petersilie würzen. Äpfel und Walnüsse dazugeben und einmal kurz aufkochen lassen.

Kohlrabi-Kerbel-Gemüse

Passt gut zu Fischgerichten

Zubereitungszeit: 15 Minuten
Garzeit: ca. 10 Minuten

Eine Portion enthält:

148 kcal/619 kJ	92 mg Magnesium
5 g Eiweiß	831 mg Kalium
9 g Fett	433 mg Natrium
12 g Kohlenhydrate	

Zutaten für 2 Portionen

400 g Kohlrabi
1 EL Rapsöl
½ Tasse Milch, 1,5 % Fett
1 TL Stärke
etwas Pfeffer
1 Prise Salz
½ Bund frischer Kerbel

Zubereitung

1 Kohlrabi waschen, schälen und in feine Stifte schneiden. Öl erhitzen und Kohlrabistifte darin andünsten, etwas Wasser zugießen und Kohlrabistifte darin weich dünsten. Milch dazugießen und kurz aufkochen lassen.

2 Stärke mit etwas kaltem Wasser anrühren, in die kochende Flüssigkeit gießen und mindestens eine Minute unter ständigem Rühren kochen lassen. Mit Pfeffer und Salz würzen.

3 Kerbel waschen, trocknen, Blättchen abzupfen und unter das Kohlrabigemüse mischen.

TIPPS & HINWEISE

Wenn Sie keinen Kräutergarten besitzen, kaufen Sie eine größere Menge Kerbel und frieren Sie das Kraut gewaschen und gehackt in kleinen Portionen ein. So haben Sie immer etwas frischen Kerbel vorrätig.

Knoblauch-Chili-Karotten

Karotten einmal anders

Zubereitungszeit: 20 Minuten
Garzeit: 8 Minuten

Eine Portion enthält:

169 kcal/706 kJ	38 mg Magnesium
2 g Eiweiß	594 mg Kalium
8 g Fett	472 mg Natrium
21 g Kohlenhydrate	

Zutaten für 2 Portionen

- 400 g Karotten
- 1 rote Pfefferschote
- 1 Knoblauchzehe
- 1 EL Rapsöl
- 1 EL Honig oder Ahornsirup
- ½ TL Stärke
- etwas Pfeffer
- 1 Prise Salz

Zubereitung

1 Karotten waschen, putzen und schälen. Große Karotten längs vierteln, kleine längs halbieren. Pfefferschote waschen, halbieren, Kerne und Samenwände entfernen und Schotenhälften in schmale Scheiben schneiden. Knoblauchzehe schälen und in dünne Scheiben schneiden.

2 Öl erhitzen und Karotten darin bei starker Hitze 1 bis 2 Minuten scharf anbraten, Honig, vorbereitete Pfefferschote und Knoblauch dazugeben und kurz mitbraten.

3 150 ml Wasser zu den Karotten gießen, Gemüse weitere 3 bis 5 Minuten offen kochen lassen.

4 Stärke mit etwas Wasser glatt rühren und zu den Karotten gießen. Karottengemüse noch einmal mindestens 1 Minute kochen lassen und mit Pfeffer und etwas Salz würzen.

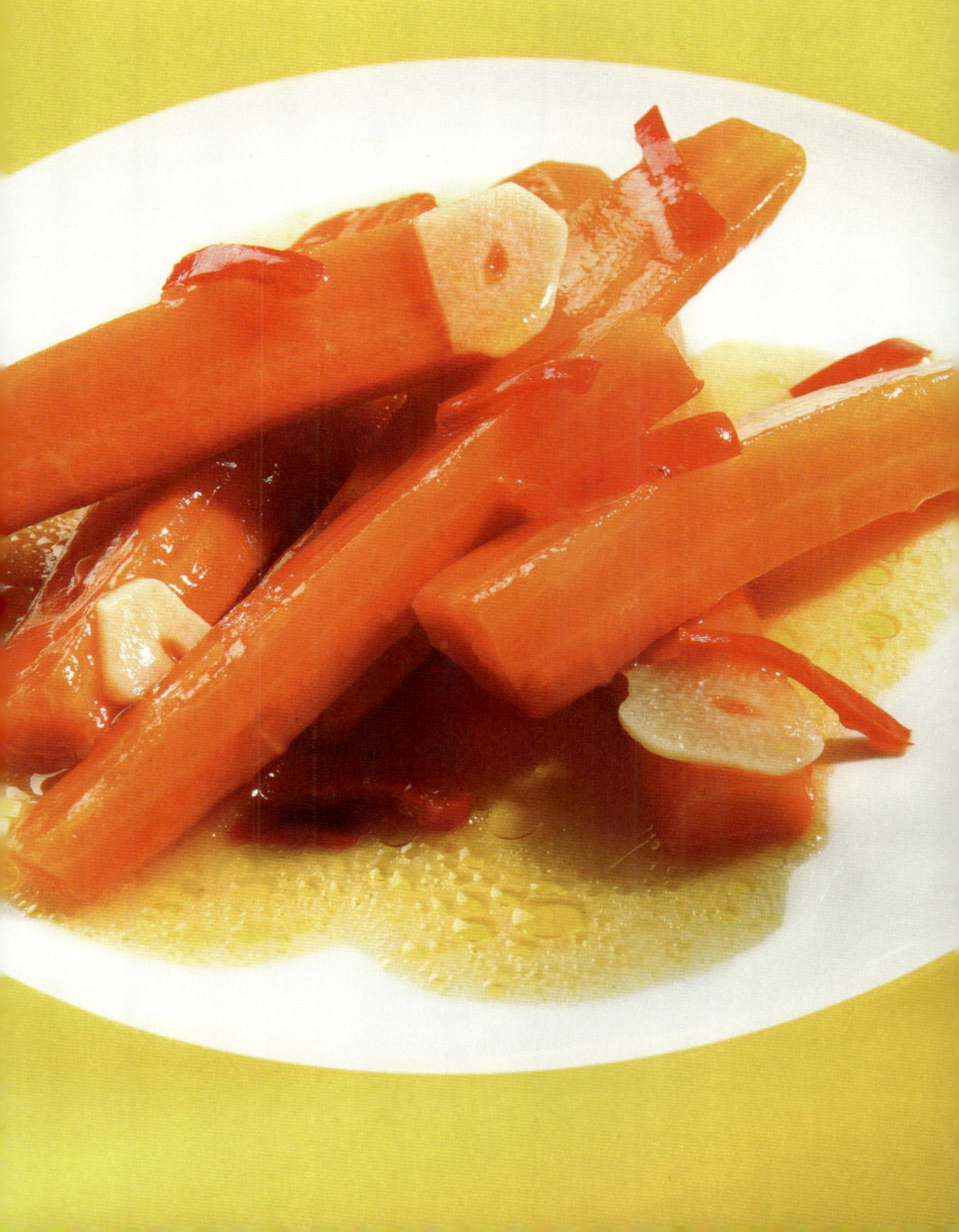

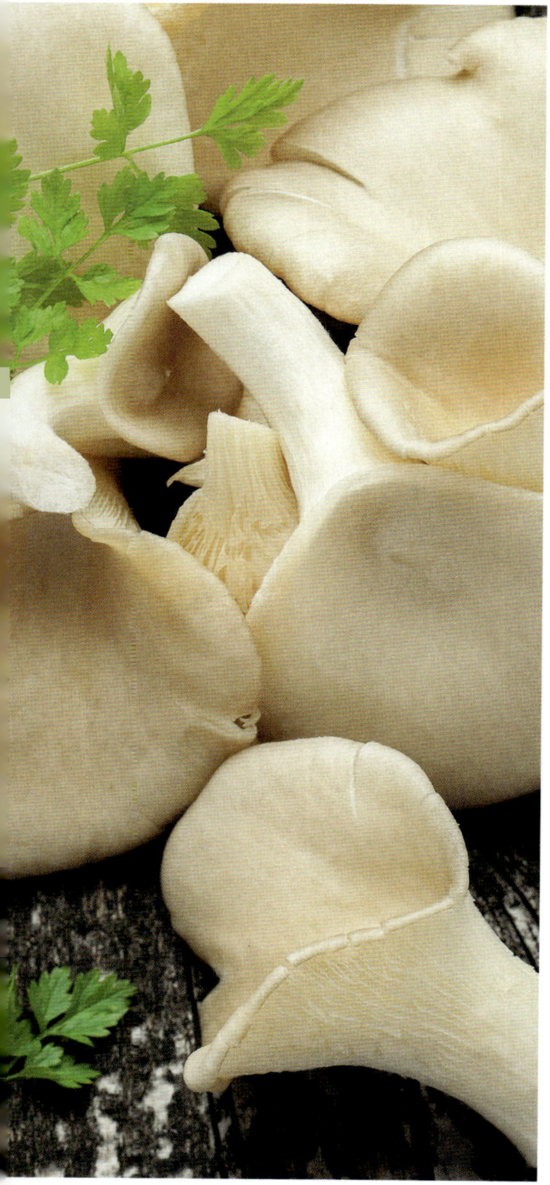

Cremige Austernpilze

Zubereitungszeit: 10 Minuten
Garzeit: ca. 5 Minuten

Eine Portion enthält:

222 kcal/928 kJ
6 g Eiweiß
12 g Fett
27 g Kohlenhydrate
63 mg Magnesium
907 mg Kalium
390 mg Natrium

Zutaten für 2 Portionen

300 g Austernpilze
1 EL getr. Tomaten in Öl
1 Knoblauchzehe
1 EL Schlagsahne
2 EL Kondensmilch, 7,5 % Fett
½ TL Thymian
etwas Pfeffer
1 Prise Salz

Zubereitung

1 Pilze putzen und in grobe Stücke schneiden. 1 EL Öl der Tomaten beiseitestellen, restliches Öl abtropfen lassen bzw. mit einem Küchenkrepp abtupfen. Tomaten in schmale Streifen schneiden. Knoblauchzehe schälen und fein hacken.

2 Tomatenöl erhitzen und Knoblauchwürfel und Pilze darin 2 Minuten scharf anbraten.

3 Tomatenstreifen, Sahne, Kondensmilch dazugeben und aufkochen lassen. Mit Thymian, Pfeffer und etwas Salz würzen.

Gemüsestrudel

Etwas zeitaufwendig, kaliumreich

Zubereitungszeit: ca. 1 Stunde
Ruhezeit: 30 Minuten
Backzeit: 30 Minuten

Eine Portion enthält:

424 kcal/ 1773 kJ	208 mg Magnesium
24 g Eiweiß	1784 mg Kalium
15 g Fett	482 mg Natrium
46 g Kohlenhydrate	

Zutaten für 2 Portionen

100 g Vollkornmehl
2 TL Rapsöl
½ Tasse Wasser
1 TL Diätmargarine
½ Zwiebel
1 Knoblauchzehe
200 g Blattspinat
1 mittlere Karotte
1 Stück Kohlrabi
etwas Pfeffer
etwas Muskat
etwas Worcestersoße
½ Pck. Magerquark
4 gestr. EL saure Sahne, 10 % Fett
200 g Tomaten (Dose)
2 EL ger. Parmesan

Zubereitung

1 Das Mehl in eine Schüssel geben, von der Mitte aus Öl zurühren und nach und nach das lauwarme Wasser zufügen, bis sich ein geschmeidiger Teigkloß bildet, der sich von der Schüssel löst. Den Kloß mit etwas Öl bepinseln und unter einem heißen Topf 30 Minuten ruhen lassen.

2 Ein Geschirrtuch mit Mehl bestäuben und den Strudelteig darauf rechteckig sehr dünn ausrollen bzw. ausziehen.

3 Zwiebel und Knoblauch schälen und fein würfeln, Blattspinat putzen und vorsichtig waschen, gut abtropfen lassen. Die Karotte und das Kohlrabistück schälen und in kleine Würfel schneiden.

4 Die Zwiebelwürfel in der Hälfte der Margarine bräunen, Spinat, gewürfelte Karotten und Kohlrabi dazugeben und zugedeckt 5 Minuten dünsten. Das Gemüse mit den Gewürzen kräftig abschmecken.

5 Den Backofen auf 220 °C vorheizen.

6 Quark und saure Sahne mischen und den Strudel damit bestreichen, die Spinatfüllung auf eine Hälfte verteilen, die Tomaten auf die andere Hälfte legen. Den Parmesan darüber streuen. Die Ränder einschlagen, den Strudel durch Hochnehmen des Tuches an einer Seite einrollen und in ein mit Backpapier ausgelegtes Backblech gleiten lassen. Den Strudel mit der restlichen Margarine bestreichen und im Ofen 30 Minuten backen.

HERZHAFTE ABENDESSEN

Karottenrohkost mit Ingwerdressing

Der Gesundheitssnack

Zubereitungszeit: 15 Minuten

Eine Portion enthält:

3 g Eiweiß
15 g Fett
9 g Kohlenhydrate
42 mg Magnesium
441 mg Kalium
417 mg Natrium

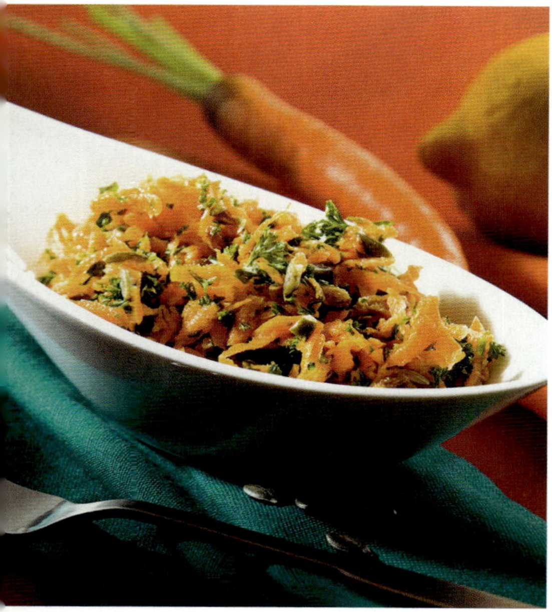

Zutaten für 2 Portionen

200 g Karotten
2 Frühlingszwiebeln
1 Stück frischer Ingwer (ca. 20 g)
½ Bund Koriander
3 EL Orangensaft
2 EL Apfelessig
1 EL Walnüsse
1 Prise Salz
etwas Pfeffer
1 EL Walnussöl

Zubereitung

1 Karotten waschen, putzen, schälen und grob hobeln. Frühlingszwiebeln waschen, putzen und in schmale Ringe schneiden.

2 Ingwer schälen und grob hacken. Koriander waschen und grob hacken. Ingwer, Koriander, Orangensaft, Essig, Nüsse, 1 Prise Salz, Pfeffer und Öl mit dem Mixstab fein pürieren. Das Dressing mit den Karotten gründlich vermischen.

Spinat-Apfel-Salat

Besonders kaliumreich

Zubereitungszeit: 15 Minuten

Eine Portion enthält:

223 kcal/932 kJ	93 mg Magnesium
5 g Eiweiß	952 mg Kalium
15 g Fett	435 mg Natrium
17 g Kohlenhydrate	

Zutaten für 2 Portionen

250 g Blattspinat
1 EL Walnüsse
1 Knoblauchzehe
¼ TL gem. Kreuzkümmel
¼ TL gem. Koriandersamen
1 Prise Salz
etwas Pfeffer
½ Limette
1 EL Honig
1 EL Walnussöl
1 Apfel

Zubereitung

1 Spinat putzen, waschen und trocken schleudern. Nüsse in einer beschichteten Pfanne ohne Fettzugabe anrösten. Herausnehmen, etwas abkühlen lassen und grob hacken.

2 Knoblauch schälen und fein hacken. Gewürze mit dem Saft der Limette, dem Honig und dem Öl verrühren.

3 Apfel waschen, entkernen, das Fruchtfleisch in schmale Spalten schneiden und sofort mit der Sauce vermengen. Das Dressing über den Spinat gießen und vorsichtig vermischen. Mit den gehackten Nüssen bestreuen.

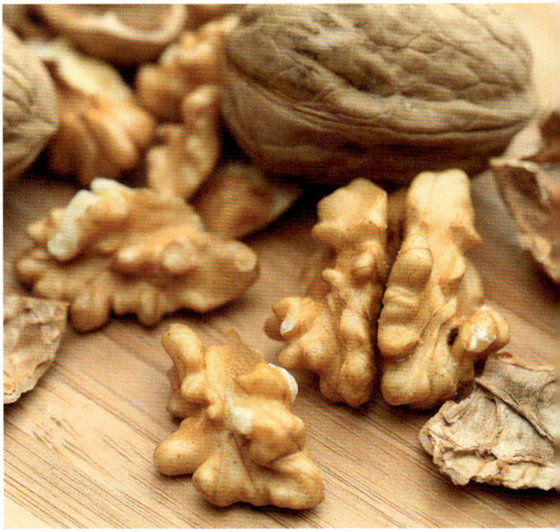

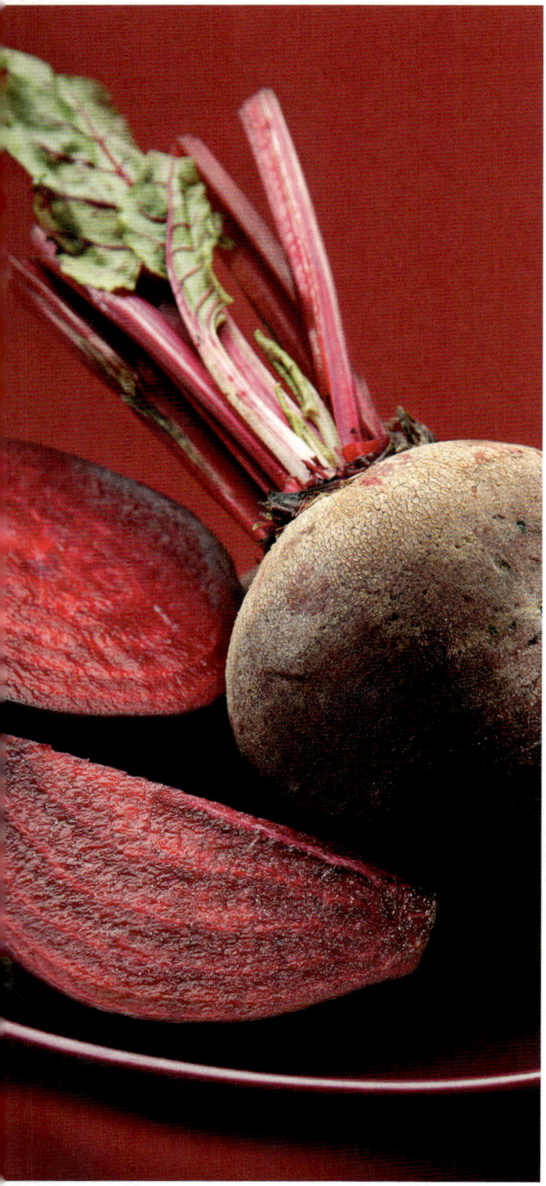

Rote-Bete-Salat

Fruchtig mit Birne

Zubereitungszeit: 15 Minuten

Eine Portion enthält:

139 kcal/581 kJ	27 mg Magnesium
1 g Eiweiß	325 mg Kalium
8 g Fett	575 mg Natrium
14 g Kohlenhydrate	

Zutaten für 2 Portionen

2 Knollen Rote Bete (gekocht)
1 große Birne
2 EL Zitronensaft
1 EL Olivenöl
etwas Pfeffer
1 Prise Salz
1 EL Schnittlauchröllchen

Zubereitung

1 Rote Bete schälen und in Stifte schneiden. Birne waschen, halbieren, entkernen und das Fruchtfleisch ebenfalls in Stifte schneiden. Sofort mit der Hälfte des Zitronensafts vermengen.

2 Restlichen Zitronensaft mit Öl, Pfeffer, wenig Salz und Schnittlauchröllchen vermischen und über die vorbereiteten Zutaten gießen.

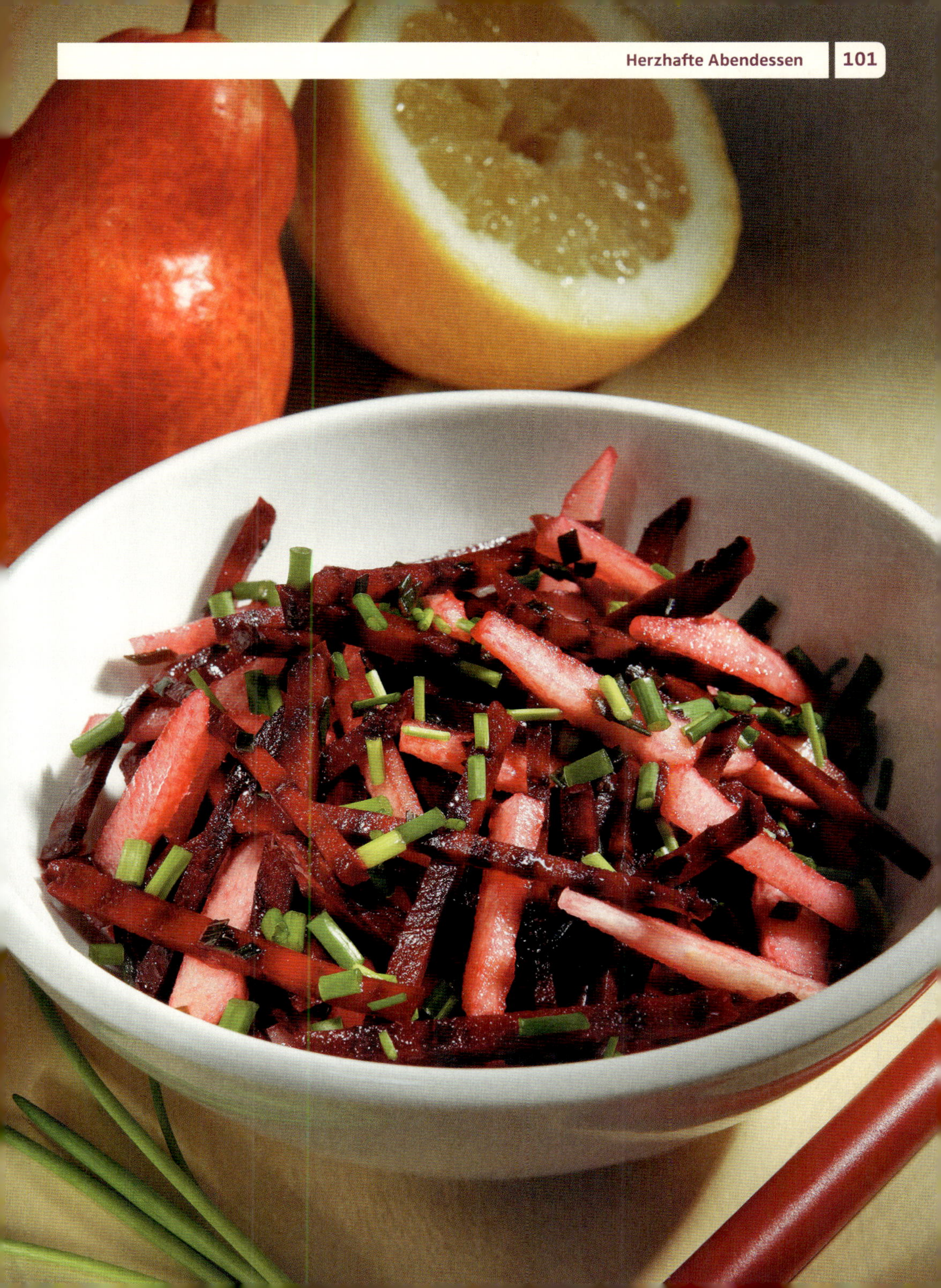

Eiersalat „indisch“

Mit Mandarinen

Zubereitungszeit: 15 Minuten
Garzeit: 10 Minuten
Marinierzeit: ca. 2 Stunden

Eine Portion enthält:

198 kcal/828 kJ	30 mg Magnesium
15 g Eiweiß	490 mg Kalium
11 g Fett	511 mg Natrium
9 g Kohlenhydrate	

Zutaten für 2 Portionen

3 Eier
10 kleine Champignons
2 EL Mandarinen (Dose)
1 kleine blaue Zwiebel
½ kleiner Becher Joghurt, 1,5 % Fett (150 g)
1 EL Milch, 1,5 % Fett
1 TL Curry
etwas Pfeffer
1 Prise Salz

Zubereitung

1 Eier 10 Minuten lang in kochendem Wasser hart kochen. Champignons mit einem Küchenkrepp vom Schmutz befreien, Stielenden abschneiden und Pilze vierteln. Mandarinen gut abtropfen lassen, dabei 2 EL Mandarinensaft auffangen und zur Seite stellen. Zwiebel schälen und in feine Würfel schneiden.

2 Eier abgießen, mit kaltem Wasser abschrecken, pellen und in Würfel schneiden.

3 Aus Joghurt, Milch und Gewürzen eine Salatsauce herstellen. Falls die Sauce zu dickflüssig ist, etwas Mandarinensaft dazugießen.

4 Salatzutaten vorsichtig mit der Salatsauce vermengen und mindestens 2 Stunden durchziehen lassen.

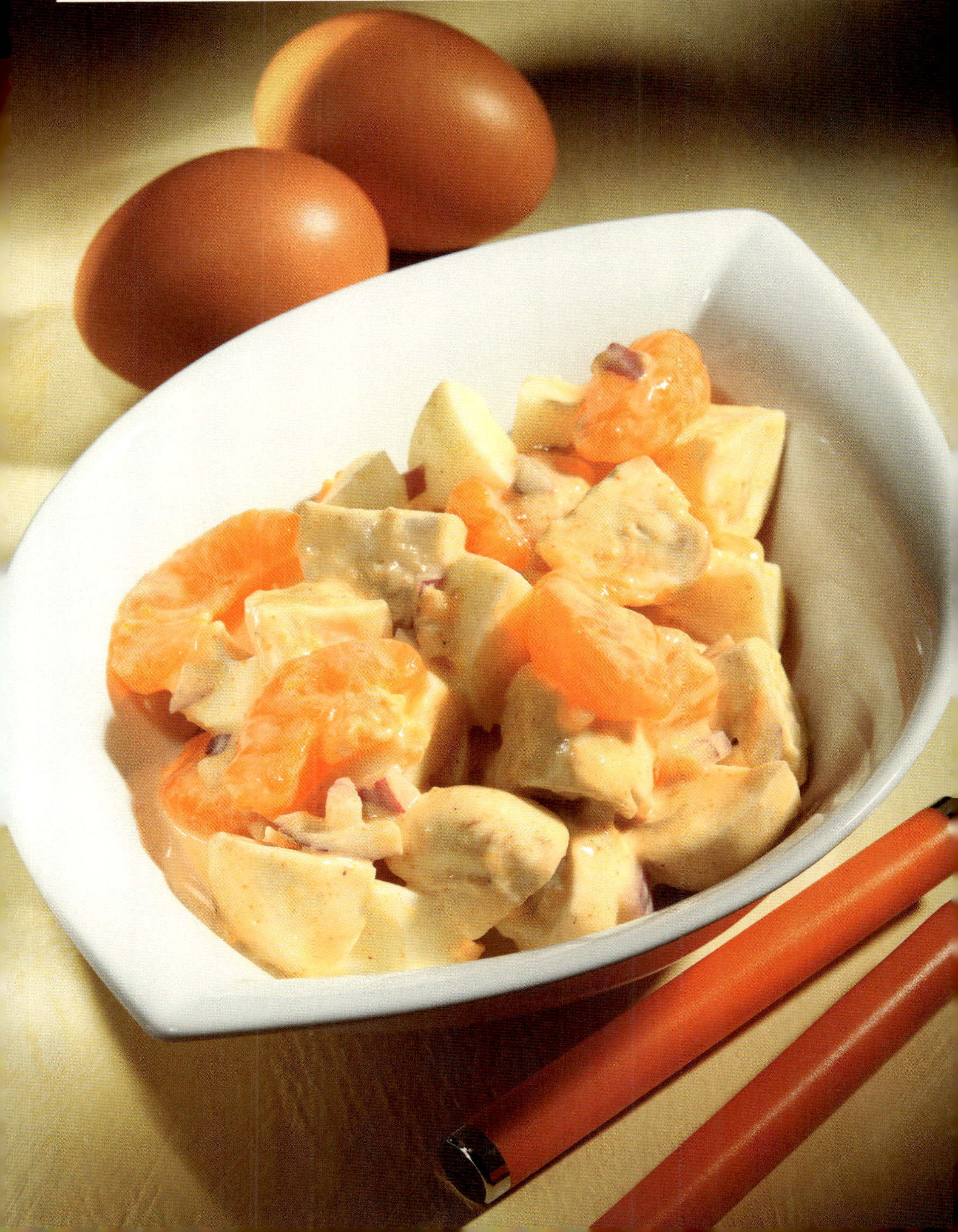

Garnelensalat mit Ingwer-Dressing

Etwas teurer

Zubereitungszeit: 30 Minuten

Eine Portion enthält:

327 kcal/1365 kJ	57 mg Magnesium
18 g Eiweiß	555 mg Kalium
17 g Fett	421 mg Natrium
24 g Kohlenhydrate	

Zutaten für 2 Portionen

Für das Dressing

1 Knoblauchzehe
1 rote Chilischote
2 Stiele Zitronengras
1 Schalotte
½ EL geh. Ingwer
2 EL Fischfond (oder Hühnerbrühe)
1 EL Sojaöl
2 EL Zucker
Saft ½ Limette
1 EL Koriandergrün
etwas Pfeffer

Für den Salat

12 Riesengarnelen, roh
1 EL Rapsöl
1 Karotte (ca. 130 g)
1 rote Paprika
½ blaue Zwiebel
1 Stück Salatgurke (ca. 120 g)
einige Blätter frische Minze

Zubereitung

1 Für das Dressing den Knoblauch schälen und fein hacken. Chilischoten entkernen und ebenfalls fein hacken. Nur die hellen, unteren Drittel der Zitronengras-Stiele fein schneiden. Schalotte schälen und fein hacken. Gemüse mit Ingwer, Fond, Öl, Zucker, Limettensaft, Koriandergrün und Pfeffer vermengen und kühl stellen.

2 Garnelen schälen, Köpfe und Darm entfernen. In heißem Sojaöl braten, bis die Schwänze rosa sind.

3 Karotten putzen und schälen. Paprika putzen, Kerne und Samenwände entfernen. Gurke schälen. Zwiebel schälen. Alle vorbereiteten Gemüse in feine Streifen schneiden.

4 Zusammen mit den Garnelenschwänzen und der Minze in einer Schüssel vermengen, Dressing zugeben und auf zwei Tellern anrichten.

Gefüllte Avocado mit Rucola

Besonders kaliumreich

Zubereitungszeit: 10 Minuten

Eine Portion enthält:

524 kcal/2190 kJ	77 mg Magnesium
8 g Eiweiß	972 mg Kalium
41 g Fett	349 mg Natrium
31 g Kohlenhydrate	

Zutaten für 2 Portionen

1 große Avocado (ca. 350 g)
60 g Rucola
2 TL Kresse
1 Knoblauchzehe
2 TL Rotweinessig
1 EL Olivenöl
1 TL Honig
etwas Pfeffer
1 TL Dijon-Senf
4 Scheiben Vollkorntoastbrot

Zubereitung

1 Avocado halbieren, Stein entfernen und Avocadohälften auf zwei Teller geben. Salat putzen, waschen und mit der Kresse in einer Schüssel vermischen.

2 Knoblauch schälen und fein hacken. Aus Essig, Öl, Honig, Senf und Pfeffer eine Vinaigrette herstellen, Knoblauch untermengen.

3 Den vorbereiteten Salat mit der Vinaigrette vermengen und in und neben die Avocadohälften geben.

4 Toastbrotscheiben goldgelb toasten und zu den Avocadohälften servieren.

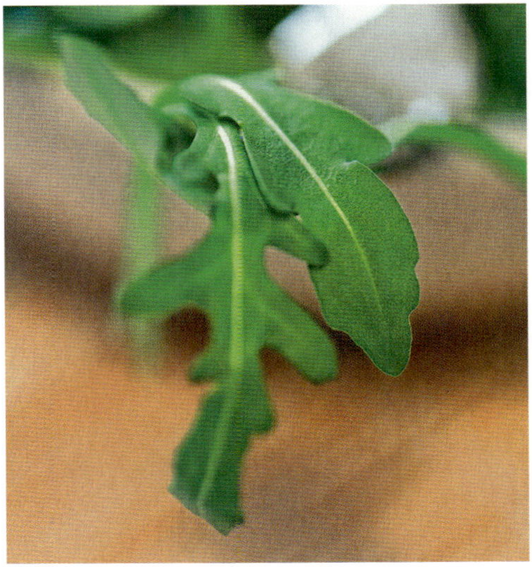

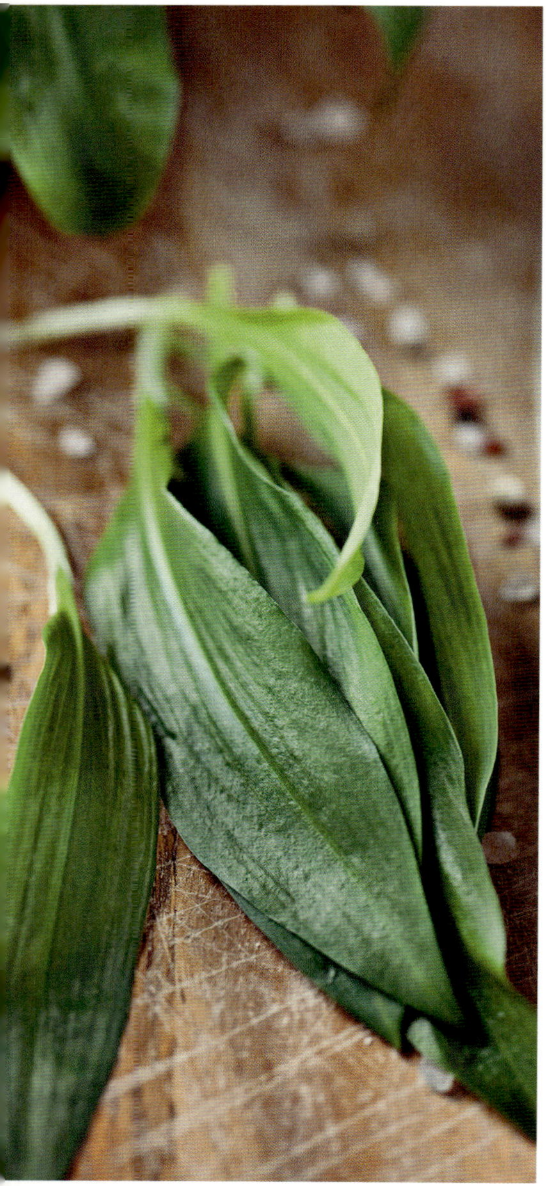

Bärlauchcremesuppe

Mit zwei Bund Bärlauch

Zubereitungszeit: 15 Minuten
Garzeit: 5 Minuten

Eine Portion enthält:

193 kcal/807 kJ	32 mg Magnesium
5 g Eiweiß	343 mg Kalium
16 g Fett	411 mg Natrium
7 g Kohlenhydrate	

Zutaten für 2 Portionen

2 Bund Bärlauch
1 Zwiebel
1 EL Rapsöl
200 ml Milch, 1,5 % Fett
2 EL Crème fraîche
1 Prise Salz
etwas Pfeffer

Zubereitung

1 Bärlauch waschen, Stiele abschneiden und Blätter grob hacken. Zwiebel schälen und in feine Würfel schneiden. Öl erhitzen und Zwiebelwürfel darin andünsten. Bärlauch dazugeben und mit Milch und 100 ml Wasser aufgießen.

2 Suppe einmal aufkochen lassen, Crème fraîche dazugeben und mit einem Pürierstab cremig mixen. Mit den Gewürzen abschmecken und sofort servieren.

Blumenkohl-Curry-Suppe

Exotische Variante

Zubereitungszeit: 20 Minuten
Garzeit: ca. 15 Minuten

Eine Portion enthält:

142 kcal/594 kJ	65 mg Magnesium
4 g Eiweiß	908 mg Kalium
9 g Fett	452 mg Natrium
11 g Kohlenhydrate	

Zutaten für 2 Portionen

1 Knoblauchzehe
300 g Blumenkohl
1 kleine Karotte
1 EL Rapsöl
2 TL Curry
1 Msp. Kardamom
etwas Pfeffer
1 Prise Salz
200 ml Kokosmilch

Zubereitung

1 Knoblauchzehe schälen und fein würfeln. Blumenkohl putzen, waschen und in kleine Röschen zerteilen. Karotte waschen, schälen und in kleine Würfel schneiden.

2 Öl erhitzen und die Knoblauchwürfel darin andünsten, Gewürze dazugeben und kurz mitdünsten. Mit 300 ml Wasser und Kokosmilch aufgießen, Blumenkohlröschen dazugeben, zugedeckt ca. 8 Minuten köcheln lassen. Karottenwürfel dazugeben und nochmals ca. 4 Minuten köcheln lassen.

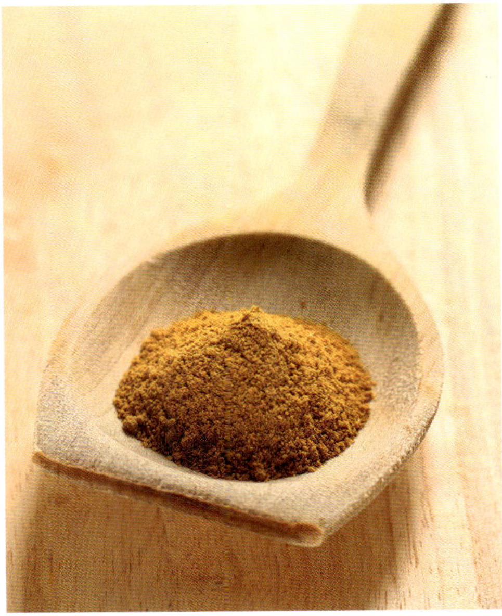

Kürbis-Birnen-Suppe

Fruchtig-zitronige Variante

Zubereitungszeit: 20 Minuten
Garzeit: ca. 25 Minuten

Eine Portion enthält:

234 kcal/978 kJ	47 mg Magnesium
6 g Eiweiß	636 mg Kalium
10 g Fett	409 mg Natrium
28 g Kohlenhydrate	

Zutaten für 2 Portionen

500 g Hokkaidokürbis
1 kleine Zwiebel
2 kleine Birnen
1 EL Zitronensaft
1 EL Rapsöl
200 ml Milch, 1,5 % Fett
etwas Pfeffer
1 Prise Salz
1 TL geh. Petersilie

Zubereitung

1 Kürbis waschen, entkernen und in grobe Würfel schneiden. Zwiebel schälen und würfeln. Birnen waschen, halbieren, entkernen, in Würfel schneiden und sofort mit Zitronensaft beträufeln.

2 Öl in einem Topf erhitzen und die Zwiebelwürfel darin andünsten. Kürbis- und Birnenwürfel dazugeben und mitdünsten. Mit Milch und ggf. Wasser aufgießen und zum Kochen bringen, bei mittlerer Hitze ca. 15 bis 20 Minuten köcheln lassen.

3 Suppe mit Gewürzen und Petersilie abschmecken und mit einem Pürierstab cremig pürieren.

TIPPS & HINWEISE

Hokkaidokürbis ist der einzige Kürbis, bei dem die Schale mitgekocht und -gegessen werden kann.

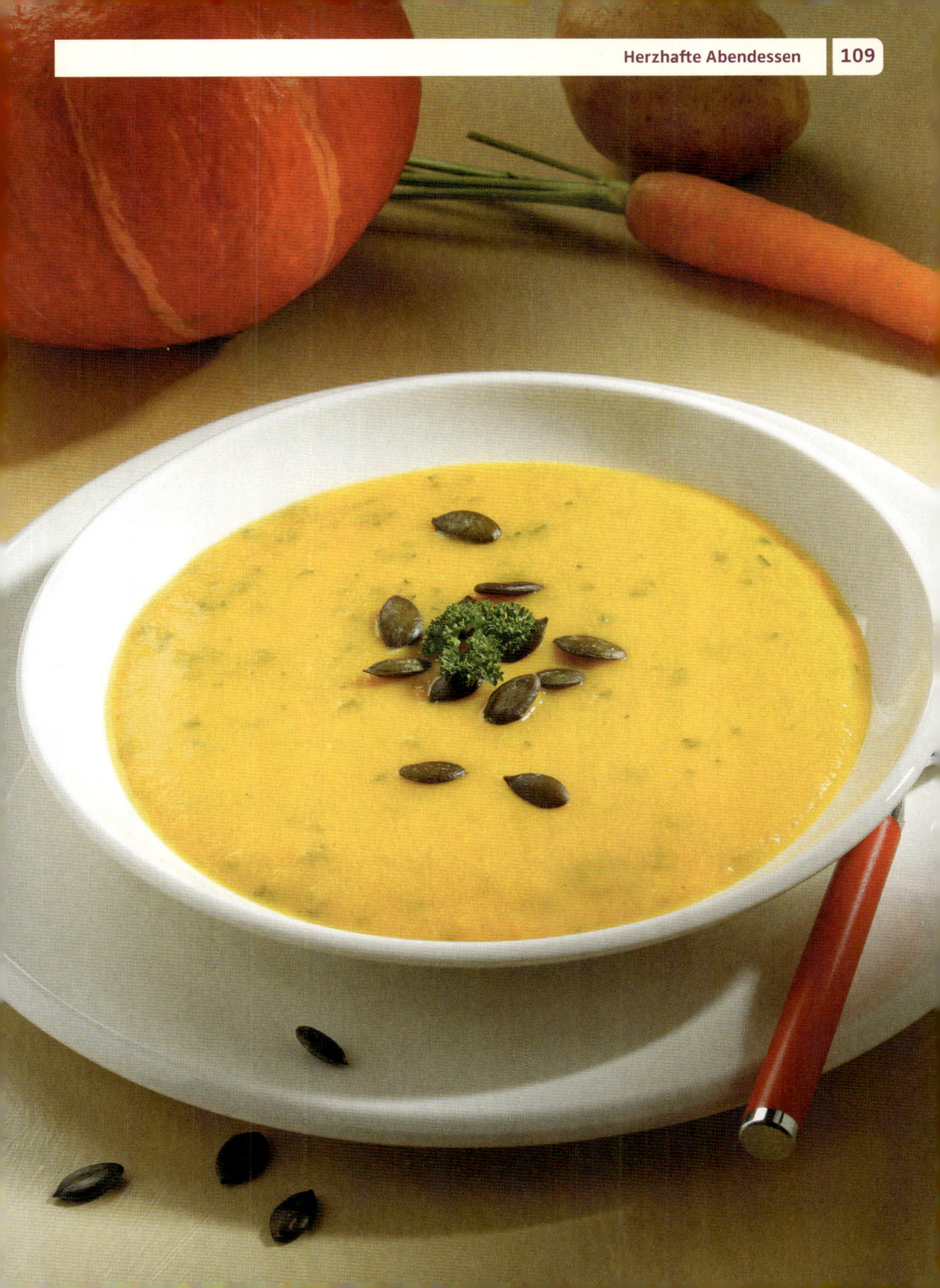

Zucchini-Parmesan-Frittata

Mit vielen frischen Kräutern

Zubereitungszeit: ca. 20 Minuten
Garzeit: ca. 25 Minuten

Eine Portion enthält:

498 kcal/2082 kJ	113 mg Magnesium
24 g Eiweiß	810 mg Kalium
22 g Fett	860 mg Natrium
51 g Kohlenhydrate	

Zutaten für 2 Portionen

3 Eier
2 EL Kondensmilch
1 EL ger. Parmesan
etwas Pfeffer
1 TL geh. italienische Kräuter (z. B. Basilikum, Thymian, Oregano)
2 Zucchini (220 g)
1 Zwiebel
1 EL Olivenöl
4 Scheiben Vollkornbrot

Zubereitung

1 Eier mit einer Gabel und der Kondensmilch kräftig verquirlen. Parmesan, Pfeffer und Kräuter unter die Eiermilch rühren.

2 Zucchini waschen, putzen und in schmale Scheiben schneiden. Zwiebel schälen und fein würfeln.

3 Die Hälfte des Öls in einer beschichteten Pfanne erhitzen und die Zwiebelwürfel und Zucchinischeiben darin glasig dünsten. Die Hälfte der Eimasse und bei milder Hitze abgedeckt 5 bis 8 Minuten stocken lassen. Frittata wenden und nochmals 1 bis 2 Minuten offen braten.

4 Aus den restlichen Zutaten auf die gleiche Weise eine zweite Frittata zubereiten und mit dem Vollkornbrot servieren.

TIPPS & HINWEISE

Um Zeit zu sparen, verwenden Sie zwei beschichtete Pfannen und braten die Frittatas gleichzeitig.

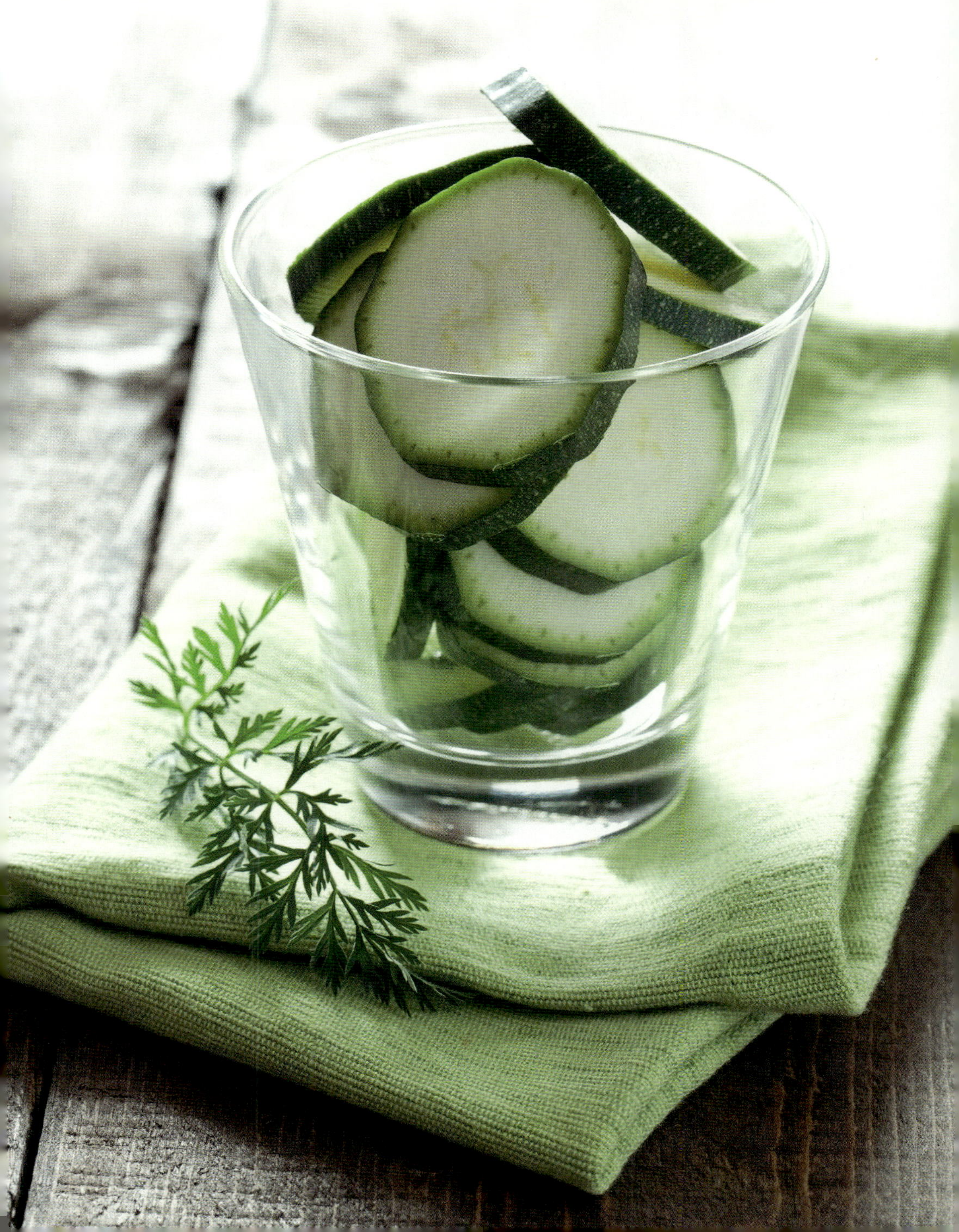

Apfel-Meerrettich-Brot

Schnelle, gesunde Brotmahlzeit

Zubereitungszeit: 10 Minuten

Eine Portion enthält:

400 kcal/1672 kJ	97 mg Magnesium
26 g Eiweiß	778 mg Kalium
2 g Fett	752 mg Natrium
67 g Kohlenhydrate	

Zutaten für 2 Portionen

1 Pck. Magerquark
1 Schuss kohlensäurehaltiges Mineralwasser
2 TL Meerrettich
etwas Pfeffer
4 Scheiben Vollkornbrot
2 große Äpfel
1 EL Zitronensaft
1 EL Schnittlauchröllchen

Zubereitung

1 Quark und Mineralwasser mit einem Schneebesen cremig rühren. Meerrettich und Pfeffer unter den Quark rühren. Vollkornbrote mit Quark bestreichen.

2 Äpfel waschen, halbieren, entkernen und in schmale Stifte schneiden, diese sofort mit Zitronensaft beträufeln.

3 Apfelstifte auf den Broten verteilen und mit Schnittlauchröllchen bestreut servieren.

Sandwich „Italia"

Mit Honigmelone

Zubereitungszeit: 15 Minuten

Eine Portion enthält:

309 kcal/1292 kJ	38 mg Magnesium
14 g Eiweiß	412 mg Kalium
8 g Fett	634 mg Natrium
44 g Kohlenhydrate	

Zutaten für 2 Portionen

4 Scheiben Vollkorntoast
2 geh. TL Frischkäse, fettreduziert
1 Handvoll Basilikumblätter
4 dünne Scheiben Parmaschinken
300 g Honigmelone

Zubereitung

1 Vollkorntoastscheiben goldbraun toasten. Etwas abkühlen lassen, zwei Scheiben mit Frischkäse bestreichen und gewaschene und trocken getupfte Basilikumblätter darauf verteilen.

2 Parmaschinken auf den beiden Broten verteilen. Melonenfruchtfleisch in schmale Scheiben schneiden und auf den belegten Brotscheiben verteilen. Übrige Toastscheiben auf die belegten Brote legen und sofort servieren.

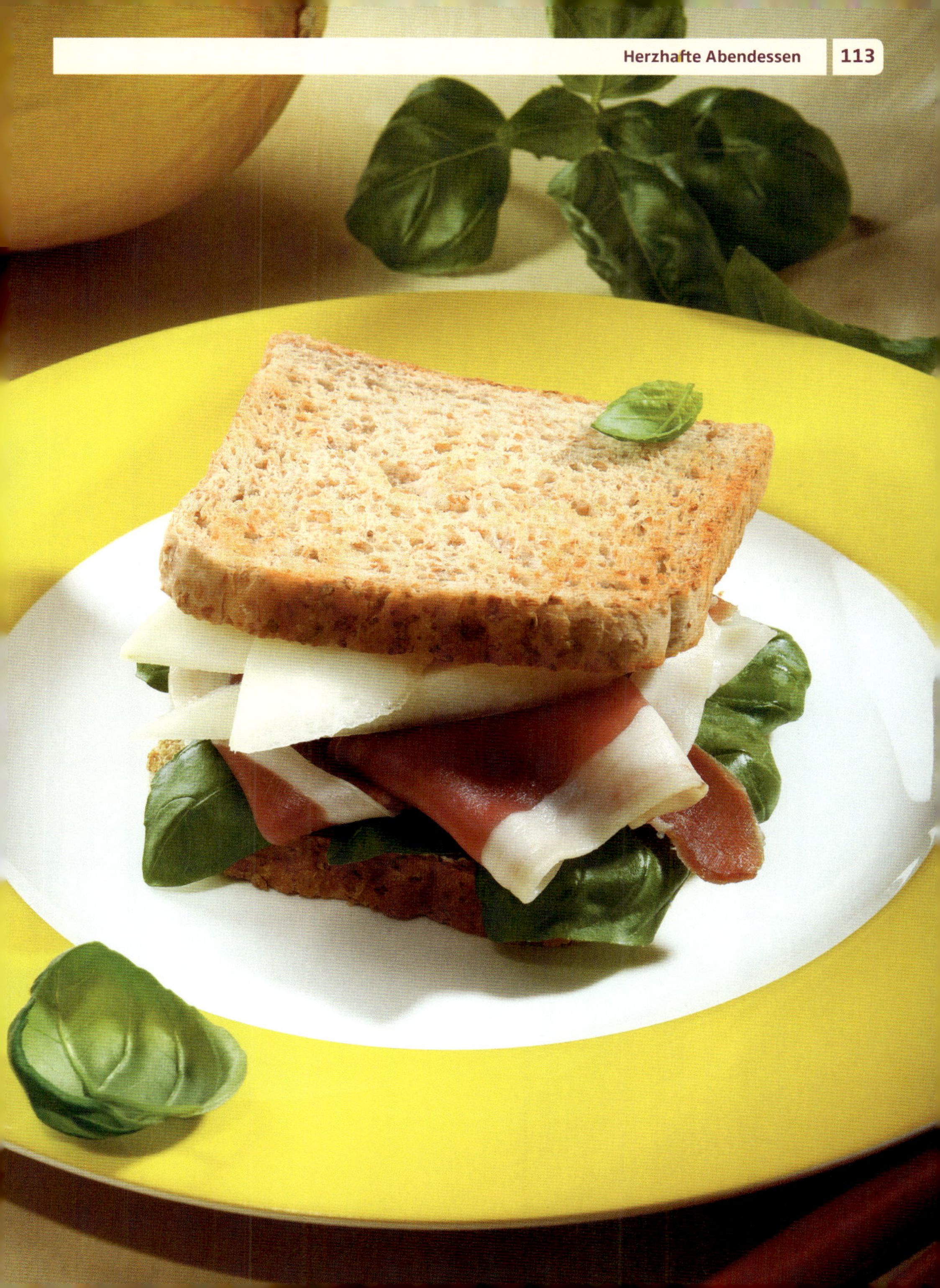

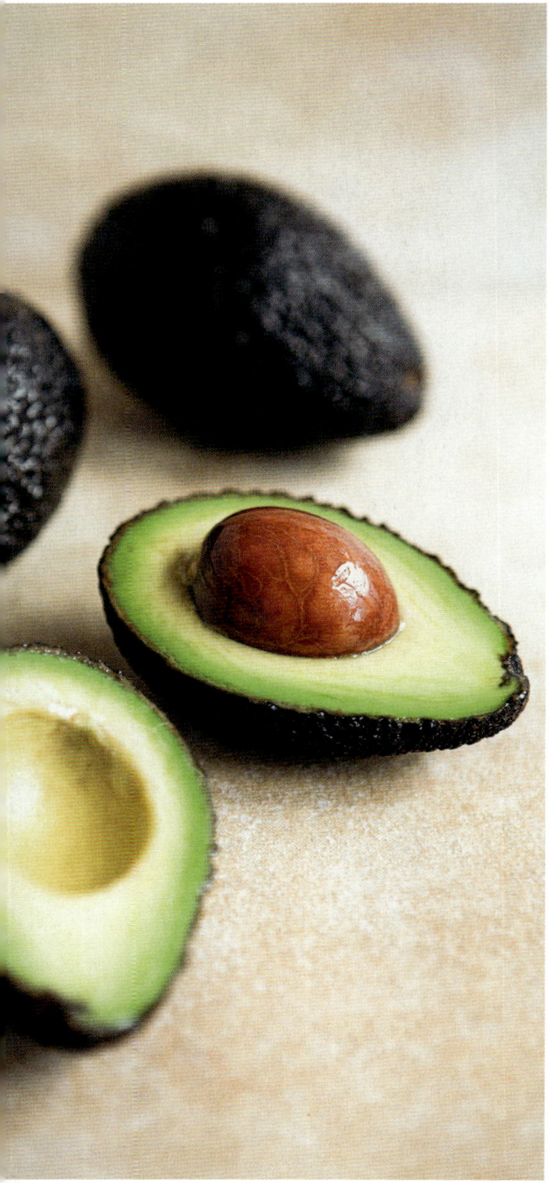

Guacamole

Mit Chili und saurer Sahne

Zubereitungszeit: 10 Minuten

Eine Portion enthält:

249 kcal/1040 kJ	35 mg Magnesium
3 g Eiweiß	539 mg Kalium
26 g Fett	17 mg Natrium
2 g Kohlenhydrate	

Zutaten für 2 Portionen

1 mittlere Avocado (ca. 250 g)
2 EL Zitronensaft
1 kleine Chilischote
2 geh. EL saure Sahne, 10 % Fett
etwas Pfeffer
1 Prise Salz

Zubereitung

1 Avocado halbieren, Kern entfernen und das Fruchtfleisch mit einem Löffel aus der Schale schaben. Fruchtfleisch sofort mit Zitronensaft beträufeln.

2 Chilischote waschen, halbieren, entkernen und in feine Würfel schneiden.

3 Avocadofleisch mit einer Gabel zerdrücken, Chiliwürfel mit saurer Sahne untermengen und mit Pfeffer und etwas Salz würzen.

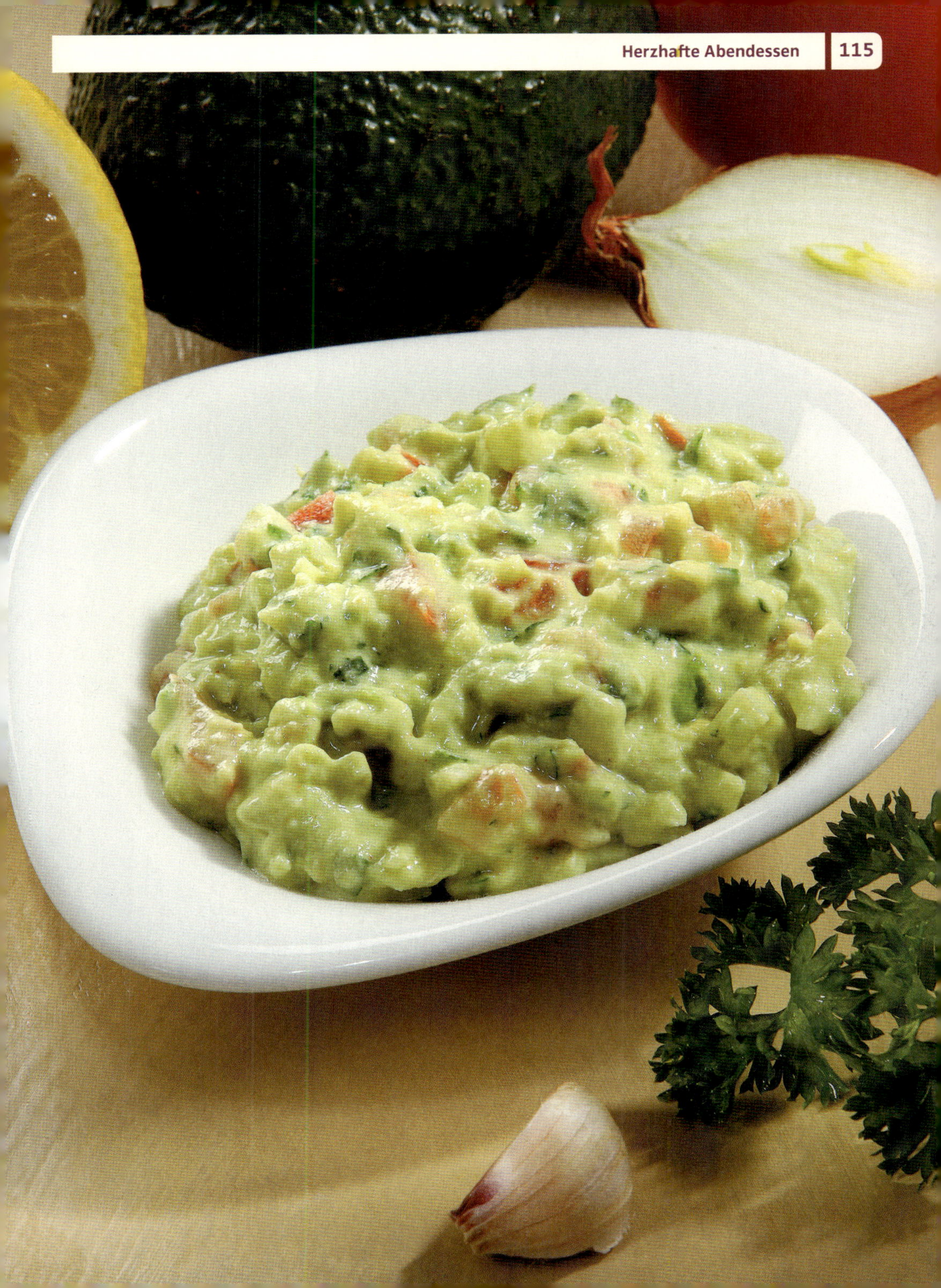

Fruchtiger Frischkäse-Aufstrich

Mit Apfel

Zubereitungszeit: 10 Minuten

Eine Portion enthält:

148 kcal/619 kJ	10 mg Magnesium
5 g Eiweiß	172 mg Kalium
10 g Fett	126 mg Natrium
5 g Kohlenhydrate	

Zutaten für 2 Portionen

- 1 Apfel
- 60 g Frischkäse, 60 % F.i.Tr.
- ½ Becher Joghurt, 1,5 Fett (75 g)
- 1 Schalotte
- etwas Pfeffer

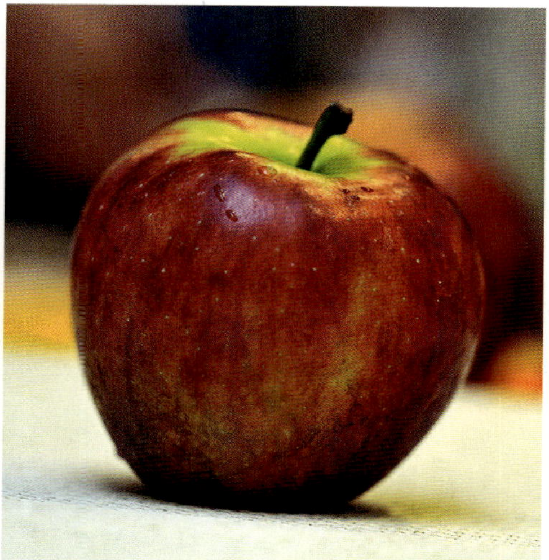

Zubereitung

1 Apfel waschen, halbieren, entkernen und fein würfeln. Frischkäse grob darüber zerteilen. Mit Joghurt glatt rühren.

2 Schalotte schälen, fein würfeln und mit etwas Pfeffer unter den Aufstrich rühren.

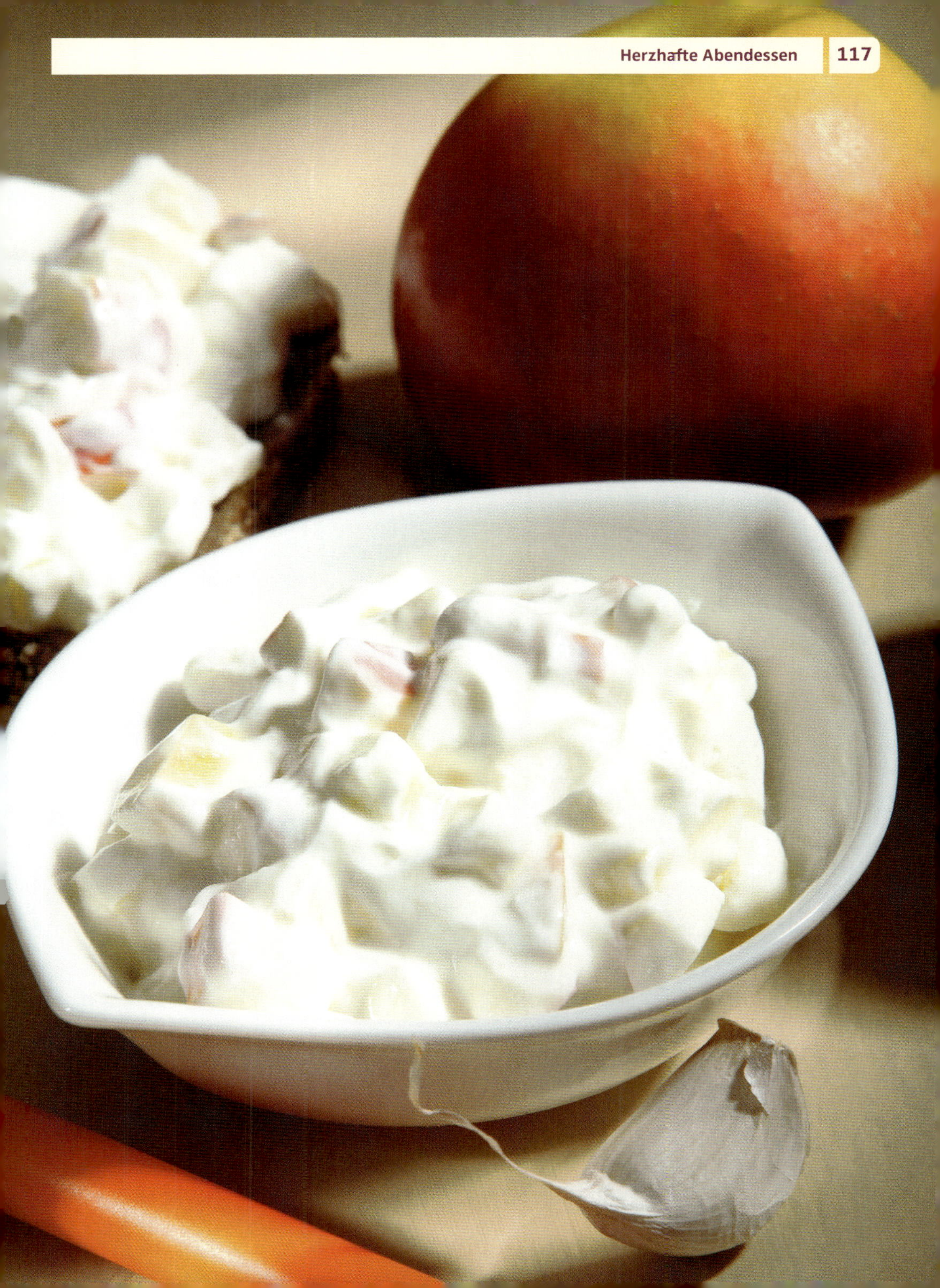

Lachs-Quark-Aufstrich

Besonders herzgesund mit Omega-3-Fettsäuren

Zubereitungszeit: ca. 5 Minuten

Eine Portion enthält:

78 kcal/326 kJ	14 mg Magnesium
13 g Eiweiß	183 mg Kalium
2 g Fett	37 mg Natrium
3 g Kohlenhydrate	

Zutaten für 2 Portionen

½ Pck. Magerquark (ca. 125 g)
2 EL Mineralwasser
2 Scheiben geräucherter Lachs (ca. 40 g)
etwas Pfeffer
etwas abger. Schale einer Bio-Zitrone
½ Bund Dill

Zubereitung

1 Quark und Mineralwasser mit einem Schneebesen cremig rühren.

2 Lachs in schmale Streifen schneiden und vorsichtig unter die Quarkcreme rühren. Mit Pfeffer würzen.

3 Dill waschen, trocknen, fein hacken und zusammen mit der Zitronenschale unter den Quark mengen.

Schinken-Ananas-Aufstrich

Aufstrich süß-sauer

Zubereitungszeit: ca. 10 Minuten

Eine Portion enthält:

141 kcal/591 kJ	14 mg Magnesium
12 g Eiweiß	157 mg Kalium
7 g Fett	241 mg Natrium
7 g Kohlenhydrate	

Zutaten für 2 Portionen

1 Scheibe gek. Schinken
2 EL fettred. Frischkäse
4 EL Magerquark
2 EL Ananas (Dose)
etwas Pfeffer
etwas Cayennepfeffer
1 EL Schnittlauchröllchen

Zubereitung

1 Fettrand vom Schinken wegschneiden, Schinken in schmale Streifen schneiden.

2 Frischkäse und Quark glatt rühren, eventuell etwas kohlensäurehaltiges Mineralwasser zugeben, falls die Masse zu fest ist.

3 Ananas in kleine Stücke schneiden und zusammen mit den Schinkenstreifen unter die Frischkäse-Quarkmasse rühren. Mit Gewürzen und Schnittlauch kräftig abschmecken.

Paprika-Tomaten-Aufstrich

Gesunde Aufschnitt-Alternative

Zubereitungszeit: 15 Minuten

Eine Portion enthält:

207 kcal/866 kJ	14 mg Magnesium
2 g Eiweiß	244 mg Kalium
21 g Fett	26 mg Natrium
4 g Kohlenhydrate	

Zutaten für 2 Portionen

50 g Diätmargarine
2 EL Joghurt, 1,5 % Fett
1 mittlere Tomate
½ grüne Paprika
½ rote Zwiebel
½ Bund frische Kräuter
etwas Pfeffer
etwas Cayennepfeffer
1 Knoblauchzehe
Schnittlauchröllchen zum Bestreuen

Zubereitung

1 Die Margarine schaumig rühren und Joghurt unterziehen. Tomate und Paprika waschen und putzen, Zwiebel schälen, alles in feine Würfel schneiden und unter die Quarkbutter heben. Den Aufstrich mit fein gehackten Kräutern und Gewürzen pikant abschmecken.

2 Die Knoblauchzehe schälen, fein hacken und ebenfalls unter den Aufstrich mengen.

3 Mit den Schnittlauchröllchen bestreut servieren.

TIPPS & HINWEISE

Anstelle von Magerquark können Sie auch Dickmilch oder stichfestes Joghurt verwenden.
Durch die Verwendung anderer Kräuter und Gewürze oder Senf, Tomatenmark und Meerrettich erhalten Sie viele Variationsmöglichkeiten für Aufstriche.

SÜSSE KÖSTLICHKEITEN

Marzipan-Himbeer-Dessert

Die besondere Quarkspeise

Zubereitungszeit: 15 Minuten
Garzeit: 5–8 Minuten
Auskühlzeit: ca. 30 Minuten

Eine Portion enthält:

264 kcal/1104 kJ	86 mg Magnesium
19 g Eiweiß	469 mg Kalium
8 g Fett	62 mg Natrium
27 g Kohlenhydrate	

Zutaten für 2 Portionen

- 200 g Himbeeren (TK)
- 1 EL Zucker
- 2 TL Marzipanrohmasse
- 3 geh. EL Magerquark (ca. 200 g)
- 1 EL gem. Mohn
- 1 TL Vanillezucker
- ½ Becher Joghurt, 1,5 % Fett (75 g)

Zubereitung

1 Himbeeren mit Zucker einmal aufkochen lassen und zum Auskühlen beiseitestellen.

2 Marzipan in kleine Stücke schneiden und mit der Hälfte des Quarks pürieren. Restlichen Quark, Mohn, Vanillezucker und Joghurt unterrühren.

3 Ausgekühlte Himbeeren abwechselnd mit der Mohncreme in zwei hohe Dessertgläser schichten.

TIPPS & HINWEISE

Stellen Sie die Himbeeren zum Auskühlen in ein Gefäß mit Eiswürfeln und kaltem Wasser, so beschleunigen Sie die Abkühlzeit.

Apfel-Birnen-Kompott mit Quark

Herbstliches Dessert

Zubereitungszeit: 20 Minuten
Garzeit: ca. 8 Minuten

Eine Portion enthält:

207 kcal/865 kJ	32 mg Magnesium
6 g Eiweiß	486 mg Kalium
3 g Fett	90 mg Natrium
39 g Kohlenhydrate	

Zutaten für 2 Portionen

1 Apfel
1 Birne
2 EL Zitronensaft
1 Nelke
6 EL Apfelsaft
½ EL Ahornsirup
2 EL Buttermilch
250 g Joghurt, 1,5 % Fett
etwas Zimt
1 EL Zucker

Zubereitung

1 Apfel und Birne waschen, halbieren, entkernen und in Stücke schneiden. Mit Zitronensaft, Nelke und Apfelsaft zugedeckt aufkochen und ca. 8 Minuten bei schwacher Hitze leise kochen lassen. Am Ende der Garzeit sollte das Obst gerade zerfallen sein. Abkühlen lassen und mit Ahornsirup süßen.

2 Buttermilch und Joghurt mit einem Schneebesen verrühren. Mit Zimt und Zucker abschmecken. Nelke aus dem Kompott entfernen. Kompott abwechselnd mit Quark in zwei Gläser schichten und mit Zimt bestäuben.

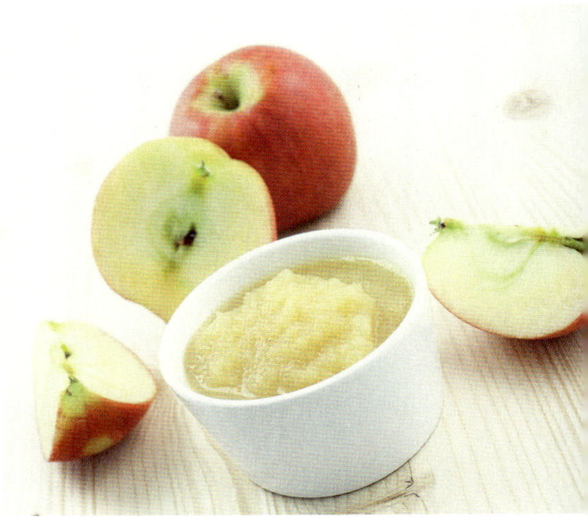

Gebackene Bananen

Schmeckt der ganzen Familie

Zubereitungszeit: ca. 5 Minuten
Garzeit: ca. 5 Minuten

Eine Portion enthält:

141 kcal/589 kJ	41 mg Magnesium
1 g Eiweiß	440 mg Kalium
0 g Fett	1 mg Natrium
32 g Kohlenhydrate	

Zutaten für 2 Portionen

2 Bananen
1 EL Puderzucker
4 EL Orangensaft, ohne Zuckerzusatz

Zubereitung

1 Bananen schälen und der Länge nach halbieren.

2 Zucker in einer beschichteten Pfanne karamellisieren lassen. Bananenhälften dazugeben und mitbraten. Orangensaft angießen und so lange köcheln lassen, bis sich der Zucker wieder gelöst hat.

Erdbeerspieße mit Zitronengras-Joghurt

Exotischer Snack

Zubereitungszeit: 15 Minuten

Eine Portion enthält:

128 kcal/536 kJ	41 mg Magnesium
6 g Eiweiß	460 mg Kalium
3 g Fett	88 mg Natrium
17 g Kohlenhydrate	

Zutaten für 2 Portionen

300 g kleine Erdbeeren
200 g Joghurt, 1,5 % Fett
½ Glas Milch 1,5 % Fett
1 TL Ahornsirup
2 Stangen Zitronengras

Zubereitung

1 Erdbeeren waschen, trocken tupfen und den Stängelansatz entfernen. Die Erdbeeren auf Holz- oder Metallspieße aufspießen.

2 Milch zusammen mit Ahornsirup und halbierten Zitronengrasstangen aufkochen und abkühlen lassen. Zitronengras aus der Milch entfernen und die Milch mit dem Joghurt verrühren. Abschmecken und mit den Erdbeerspießen servieren.

Obstsalat mit Walnüssen

Herbstliche Variante

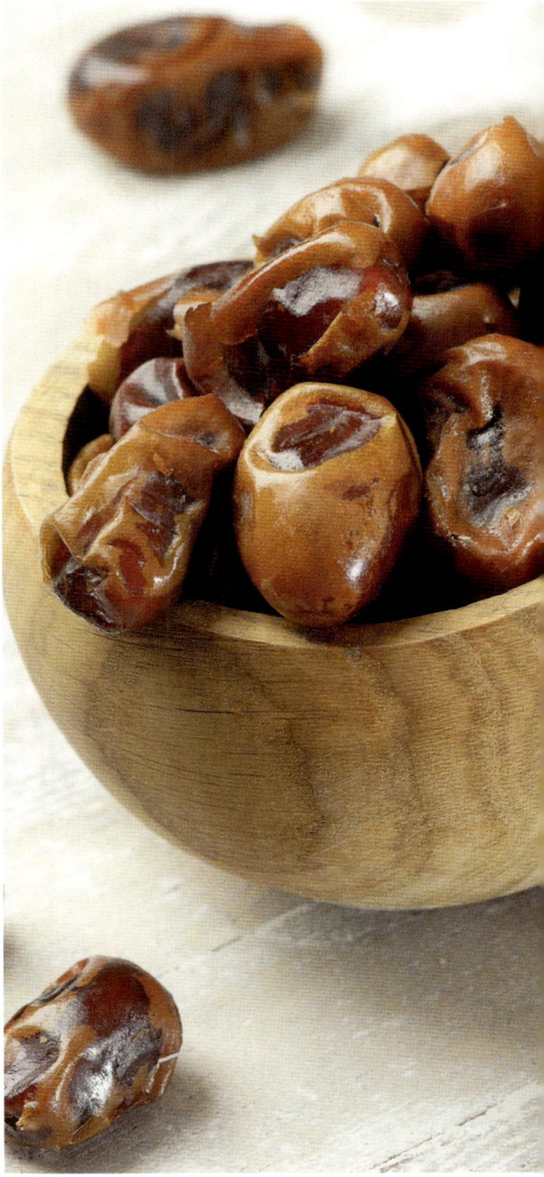

Zubereitungszeit: 15 Minuten

Eine Portion enthält:

223 kcal/932 kJ
3 g Eiweiß
7 g Fett
37 g Kohlenhydrate
43 mg Magnesium
466 mg Kalium
5 mg Natrium

Zutaten für 2 Portionen

2 kleine, reife Birnen
1 EL Zitronensaft
4 reife Feigen
4 getr. Datteln
¼ TL Zimt
1 EL Walnüsse

Zubereitung

1 Birnen waschen, halbieren, entkernen und das Fruchtfleisch in kleine Würfel schneiden, sofort mit Zitronensaft beträufeln.

2 Feigen waschen, halbieren und vierteln. Datteln entsteinen und Früchte in Würfel schneiden.

3 Alle Obstsorten miteinander vermischen und mit Zimt und Walnüssen vermengen.

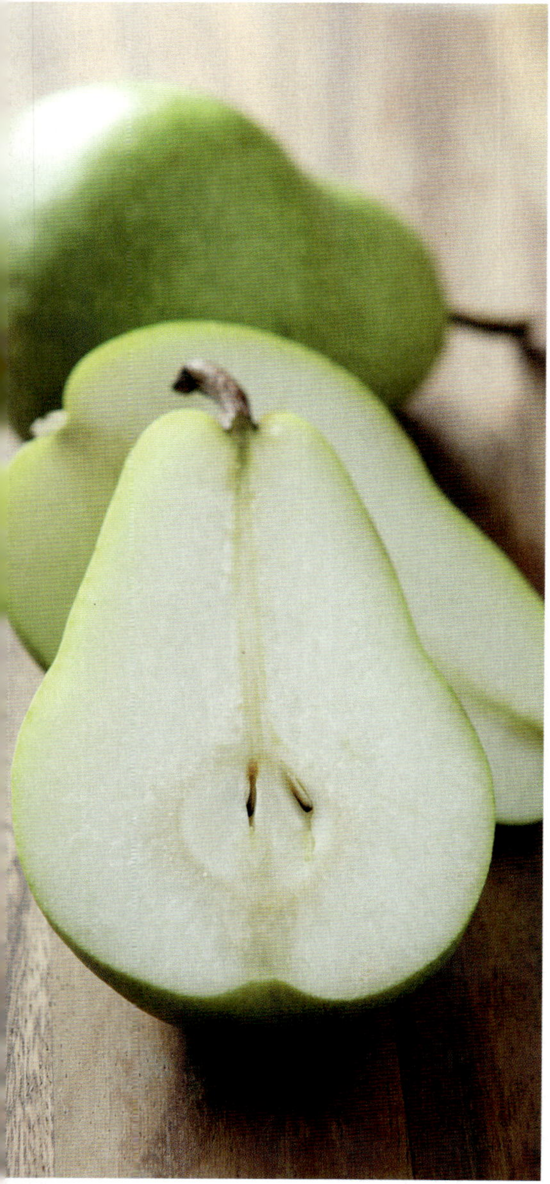

Karamellbirnen

Das Obst für die Extraportion Kalium

Zubereitungszeit: 10 Minuten
Garzeit: ca. 10 Minuten

Eine Portion enthält:

130 kcal/543 kJ	14 mg Magnesium
1 g Eiweiß	245 mg Kalium
1 g Fett	5 mg Natrium
31 g Kohlenhydrate	

Zutaten für 2 Portionen

2 feste Birnen
½ Vanilleschote
1 EL brauner Zucker
100 ml Apfelsaft, ohne Zuckerzusatz

Zubereitung

1 Birnen schälen, halbieren, das Kerngehäuse entfernen und die Birnenhälften fächerförmig einschneiden.

2 Vanilleschote längs halbieren und das Mark herauskratzen. Rohrzucker mit Apfelsaft und Vanillemark in einer Pfanne aufkochen, die Birnenhälften zugeben und 8 bis 10 Minuten darin garen, die Birnen dabei ab und zu wenden.

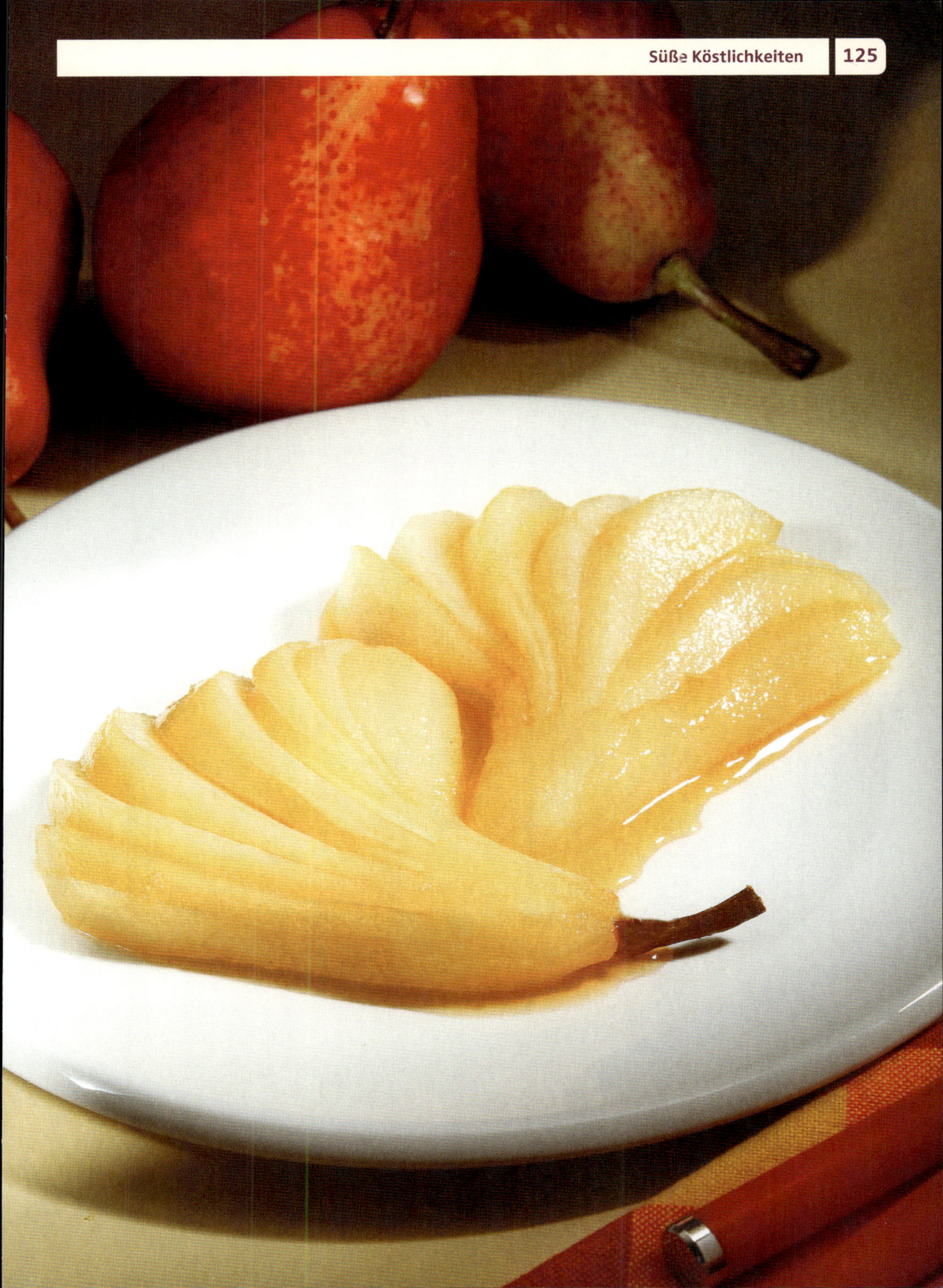

Mango-Lavendel-Sorbet

Schmeckt nach Sommer

Zubereitungszeit: 10 Minuten
Kühlzeit: 4–5 Stunden

Eine Portion enthält:

122 kcal/512 kJ	19 mg Magnesium
1 g Eiweiß	196 mg Kalium
1 g Fett	5 mg Natrium
28 g Kohlenhydrate	

Zutaten für 2 Portionen

2 EL Zucker
½ TL getr. Lavendelblüten
2 TL Zitronensaft
1 Mango

Zubereitung

1 Zucker, Lavendelblüten, Zitronensaft und 35 ml Wasser aufkochen, dann abkühlen lassen.

2 Mango schälen und in schmalen Streifen vom Kern 200 g abschneiden.

3 Den Lavendelsirup durch ein feines Sieb gießen und mit den Mangostreifen sehr fein pürieren.

4 Die Masse in eine Schüssel füllen und für mindestens 4 bis 5 Stunden in die Gefriertruhe stellen. In der ersten Hälfte der Gefrierzeit das Sorbet öfters umrühren, damit es gleichmäßig gefriert.

Ananassalat mit Minze

Reich an Vitalstoffen

Zubereitungszeit: 20 Minuten
Marinierzeit: 30 Minuten

Eine Portion enthält:

183 kcal/765 kJ	48 mg Magnesium
1 g Eiweiß	463 mg Kalium
0 g Fett	6 mg Natrium
41 g Kohlenhydrate	

Zutaten für 2 Portionen

½ Bio-Zitrone
1 EL brauner Zucker
2 Zweige Minze
½ kleine Ananas

Zubereitung

1 Zitronenhälfte heiß waschen, trocknen und die Schale abreiben. Zitronenhälfte auspressen, Saft mit Schale und Zucker zu einer Marinade verrühren.

2 Minze waschen, trocknen und die Blätter in feine Streifen schneiden.

3 Ananashälfte schälen, vierteln, den Strunk entfernen und das Fruchtfleisch in kleine Stücke schneiden.

4 Ananasstücke und Minzstreifen in der Marinade ca. 30 Minuten ziehen lassen.

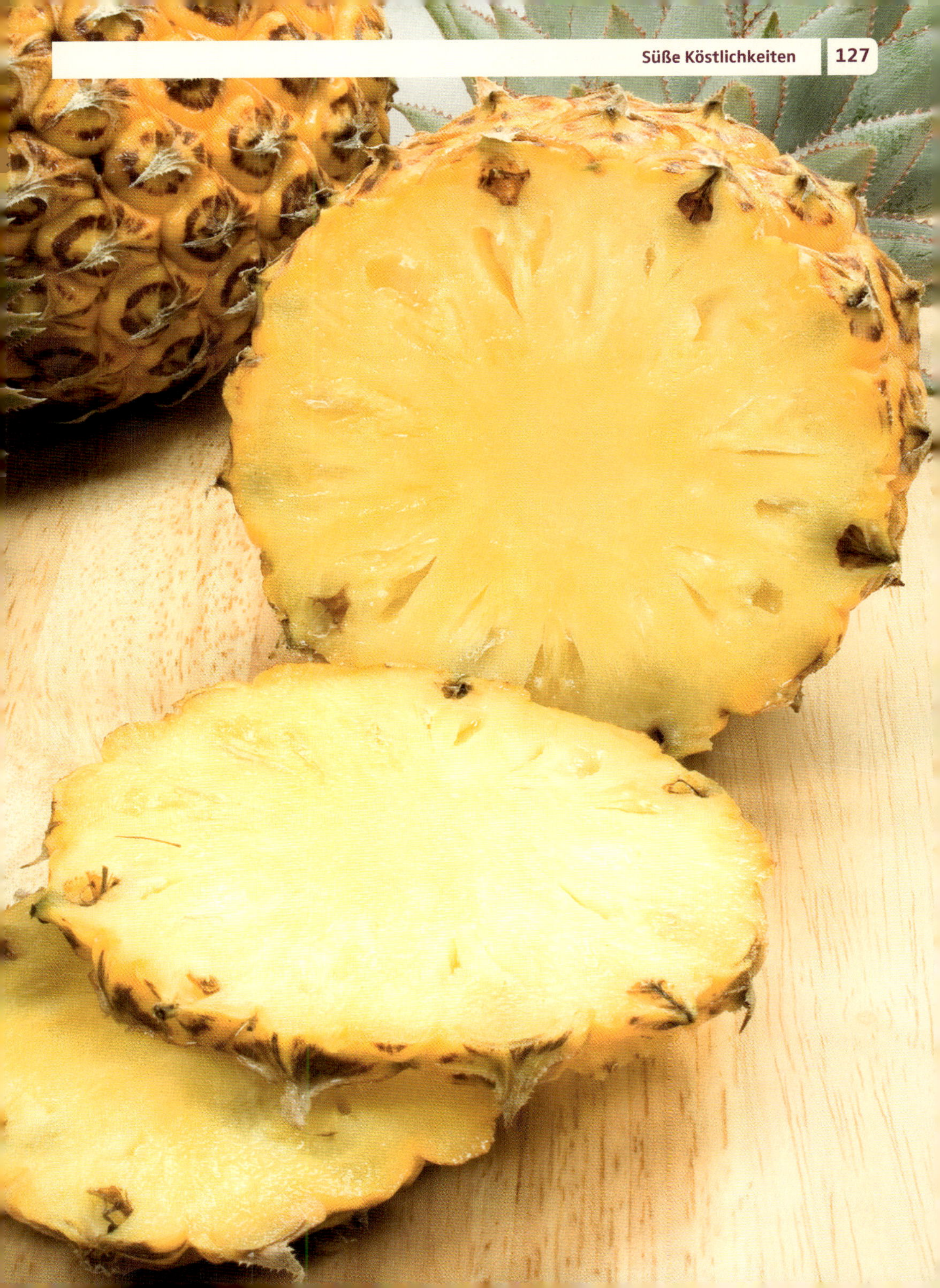

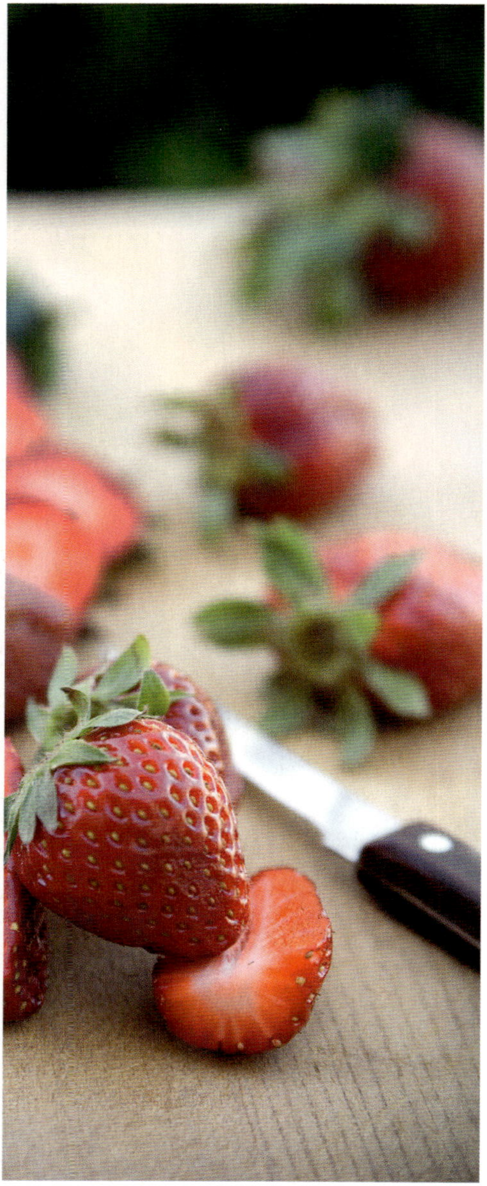

Sahniges Erdbeereis

Leichte Eisvariante

Zubereitungszeit: 5 Minuten

Eine Portion enthält:

164 kcal/686 kJ	10 mg Magnesium
1 g Eiweiß	96 mg Kalium
7 g Fett	8 mg Natrium
23 g Kohlenhydrate	

Zutaten für 2 Portionen

100 g Erdbeeren (TK)
2 gehäufte EL Puderzucker
3 EL Schlagsahne

Zubereitung

Erdbeeren tiefgekühlt in einen Mixbecher geben. Puderzucker und Sahne dazugeben und mit einem Pürierstab zu einer homogenen Masse mixen. Sofort servieren.

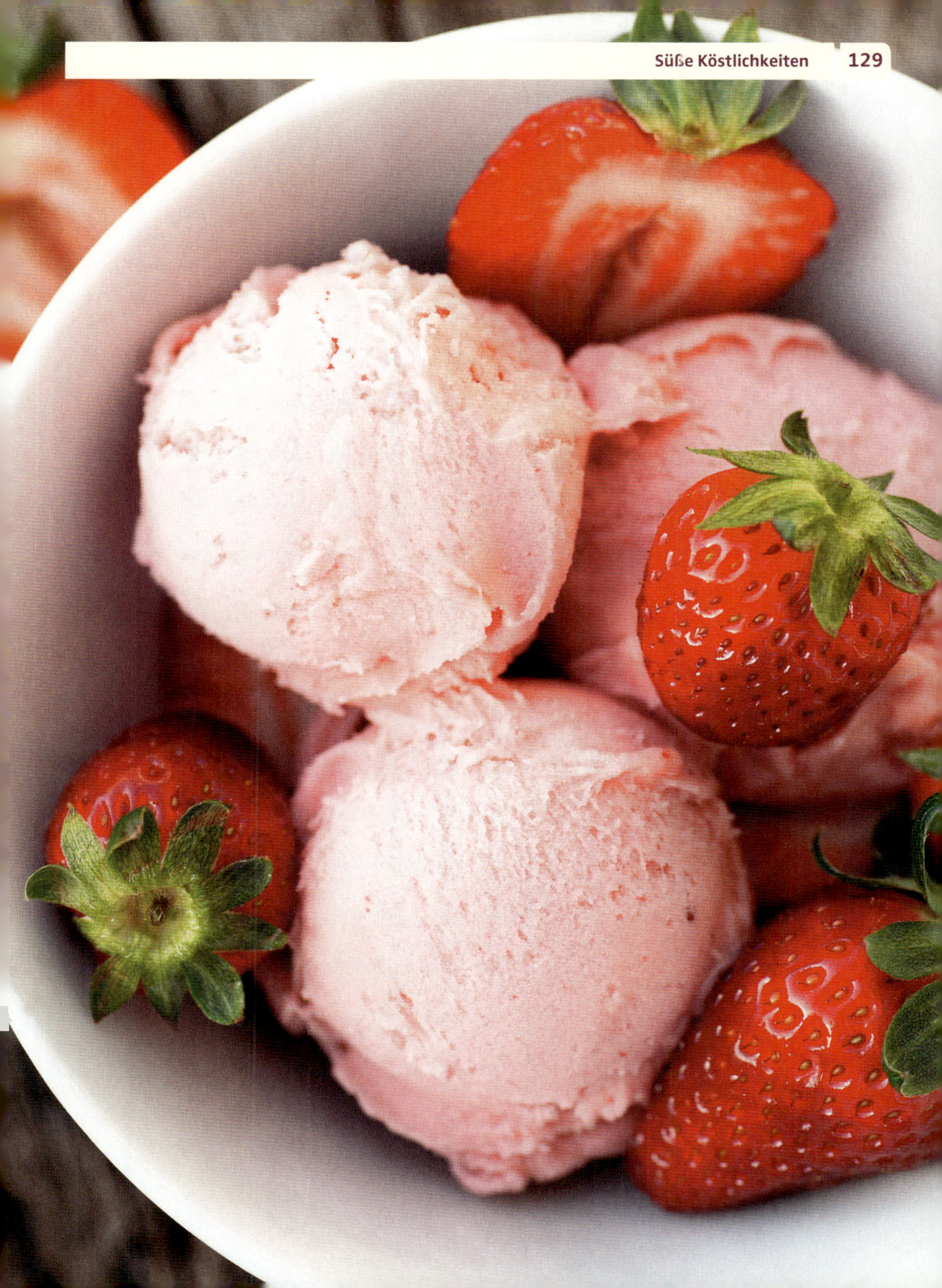

Milchreis mit Orangen-Ingwer-Kompott

Eine k eine Sünde ist erlaubt

Zubereitungszeit: ca. 10 Minuten
Garzeit: ca. 30 Minuten

Eine Portion enthält:

250 kcal/1045 kJ	52 mg Magnesium
7 g Eiweiß	592 mg Kalium
3 g Fett	66 mg Natrium
46 g Kohlenhydrate	

Zutaten für 2 Portionen

¼ l Milch, 1,5 % Fett
2 gehäufter EL Milchreis
½ Vanillestange
1 EL Zucker
2 Orangen
1 Stück Ingwer (ca. 20 g)
150 ml Orangensaft, ohne Zuckerzusatz

Zubereitung

1 Milch, Reis und die aufgeschlitzte Vanilleschote in einem kalt ausgespülten Topf zum Kochen bringen. Reis auf niedrigster Stufe langsam gar kochen und gut ausquellen lassen. Mit Zucker süßen.

2 Orangen filetieren.

3 Ingwer schälen und fein reiben. Orangensaft zum Kochen bringen und Ingwer und Orangenfilets darin ca. 3 Minuten auf niedrigster Stufe kochen lassen.

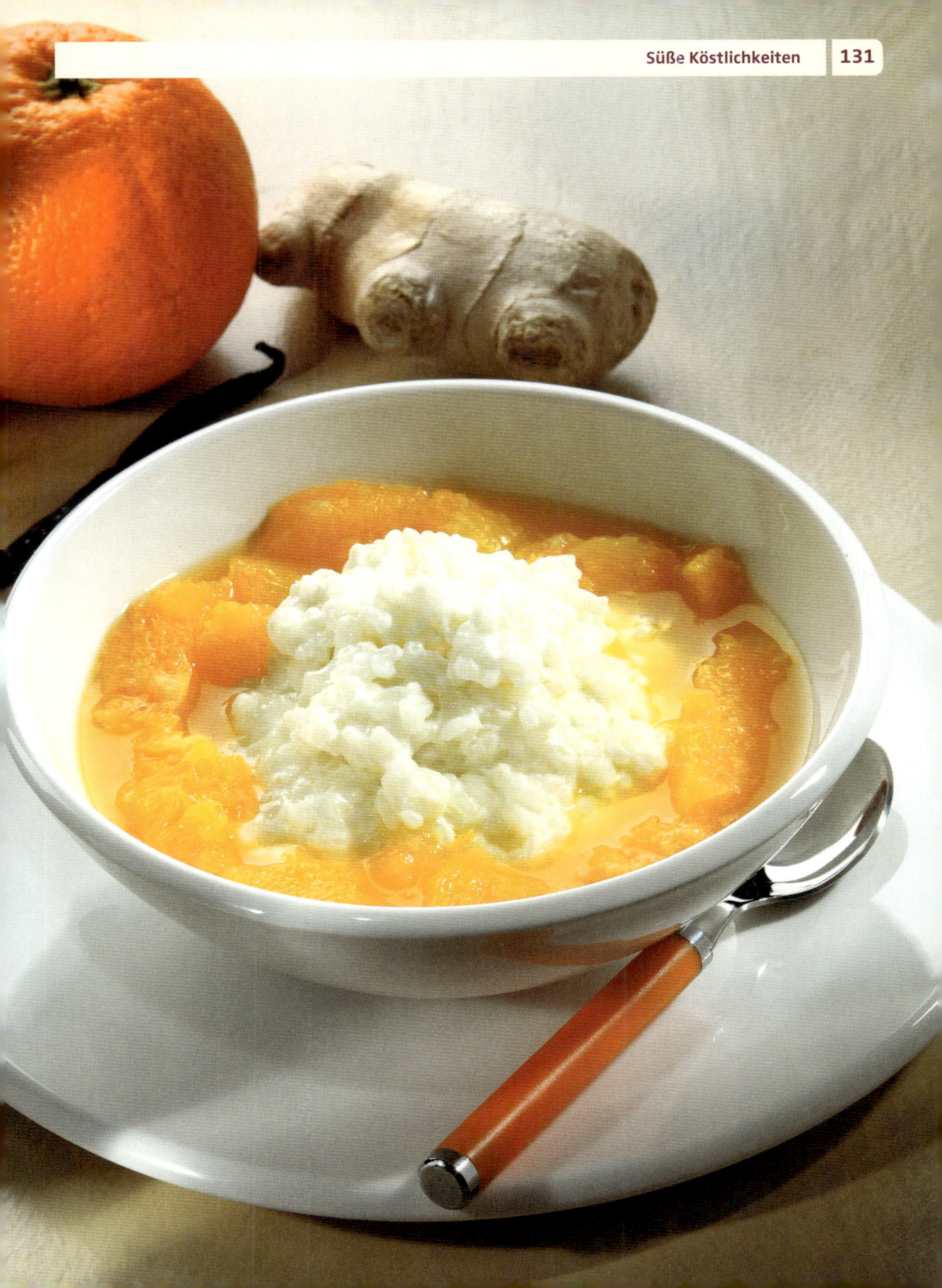

ANHANG

Wichtige Adressen

Deutsche Hochdruckliga e. V.
Berliner Straße 46
69120 Heidelberg
Telefon: 06221 588550
E-Mail: hochdruckliga@t-online.de
www.hochdruckliga.de

Deutsche Gefäßliga e. V.
Postfach 40 38
69254 Malsch
Telefon: 07253 26228
E-Mail: info@deutsche-gefaessliga.de
www.deutsche-gefaessliga.de

Deutsche Gesellschaft für Ernährung (DGE) e. V.
Godesberger Allee 18
53175 Bonn
Telefon: 0228 3776600
E-Mail: webmaster@dge.de
www.dge.de

Bundeszentrale für gesundheitliche Aufklärung (BzgA)
Ostmerheimer Straße 220
51109 Köln
Telefon: 0221 89920
E-Mail: info@bzga.de
www.bzga.de

www.dgem.de
Deutsche Gesellschaft für Ernährungsmedizin e. V.

www.aid.de
Internetseite rund um die Ernährung, Lebensmittel und eine gesunde Ernährungsweise

www.deutsche-adipositas-gesellschaft.de
Internetseite der Deutschen Adipositas Gesellschaft e. V.

www.verbraucherzentrale.de
Internetseite der Verbraucherzentrale Bundesverband e. V.

www.bzga.de
Internetseite der Bundeszentrale für Gesundheitliche Aufklärung (BZGA) – Informationen über eine gesunde Ernährungsweise

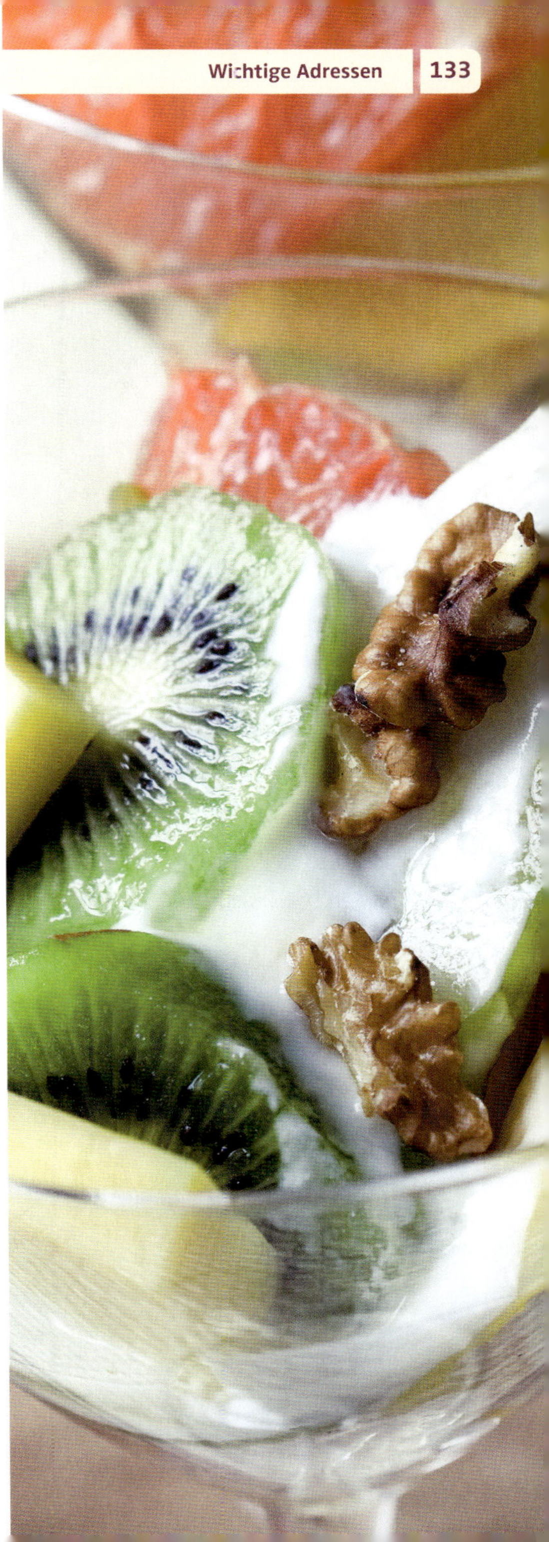

Register

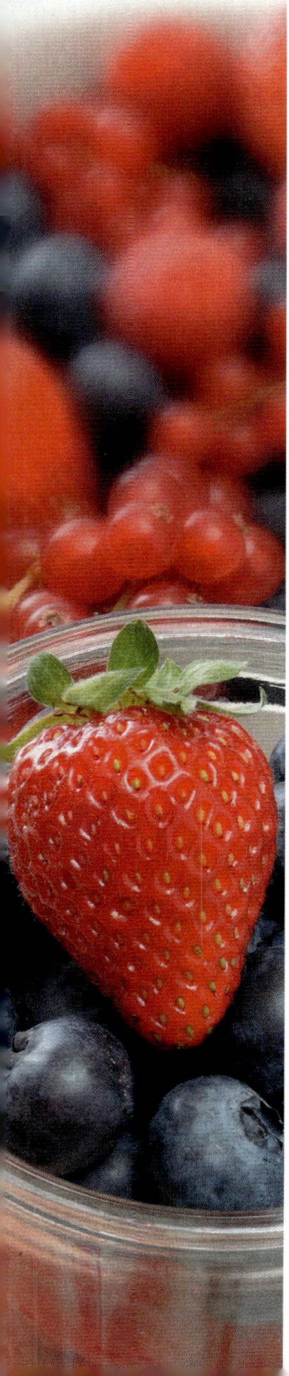

Bibliografische Information der Deutschen Nationalbibliothek
Die Deutsche Nationalbibliothek verzeichnet diese Publikation in der deutschen Nationalbibliografie; detaillierte bibliografische Daten sind im Internet über http://dnb.ddb.de/ abrufbar.

ISBN 978-3-89993-643-8 (Print)
ISBN 978-3-8426-8436-2 (PDF)

Fotos:
Umschlag: Titelfoto: Colourbox
123rf.com: Yana Gayvoronskaya: 1, 2, 5; Sabina Schaaf: 6; Sergei Popov: 26/27; Eva Gruendemann: 39; ninette_luz: 105
Fotolia.com: Japolia: 8/9; Aaron Chen 13; Vitalij Schäfer: 15; Monkey Business: 21; Torsten Schon: 30, 45, 53, 107; AGphotographer: 33; Laurent Renault: 36; maxime82: 41; kab-vision: 51; sarsmis: 54, 59; Valentin Mosichev: 55; Heike Rau: 75; Quade: 96; emmi: 106; Corinna Gissemann: 111; Stephanie Bandmann: 116; bit24: 123; ; JJAVA: 124; Christian Jung: 129; Eva Gruendemann: 133; Cogipix: 135; Carmen Steiner: 136
iStockphoto.com: Maria Toutoudaki: 87; Stepan Popov: 99; Tatyana Nyshko: 100; Daniel Gilbey: 114; Cgissemann: 121; Olga Lyubkina: 127; Liza McCorkle: 128
Ingo Wandmacher: 48/49, 57, 63, 67, 69, 73, 77, 79, 83, 85, 89, 91, 95, 98, 101, 103, 109, 113, 115, 117, 125, 131

Hans-Böckler-Allee 7, 30173 Hannover
www.schluetersche.de

Layout: Groothuis, Lohfert, Consorten, Hamburg
Covergestaltung: Kerker + Baum Büro für Gestaltung, Hannover
Satz: Die Feder, Konzeption vor dem Druck GmbH, Wetzlar
Druck und Bindung: Grafisches Centrum Cuno GmbH & Co. KG, Calbe
Hergestellt in Deutschland.